Cetogênica

Livro de receitas com receitas
para queima de gordura e
perda de peso permanente

Arnold yates

Legal & Disclaimer

As informações contidas neste livro e seu conteúdo não foi projetadas para substituir ou tomar o lugar de qualquer forma de aconselhamento médico ou profissional; e não se destina a substituir a necessidade de independente médicos, financeiros, legais ou outros conselhos profissionais ou serviços, podem ser necessárias. O conteúdo e as informações neste livro foi prevista educacional e fins de entretenimento apenas.

O conteúdo e as informações contidas neste livro foram compiladas de fontes consideradas fiáveis, e é preciso o melhor conhecimento do autor, informações e crença. No entanto, o autor não pode garantir a precisão e a validade e não pode ser responsabilizado por quaisquer erros e/ou omissões. Além disso, são feitas

necessário) antes de usar qualquer um dos remédios sugeridos, técnicas ou informações neste livro.

Tabela de conteúdos

Introdução

Corpo de homem é o seu templo. Isto é um comum pedaço de sabedoria que tem sido passado por gerações e está normalmente foi sobre nós manter-nos fisicamente apto. Manter uma dieta saudável e estilo de vida não é fácil para a maioria de nós, mas é fundamental se queremos uma vida longa, produtiva e feliz.

Estas vidas podem ser vazio de muitas das doenças comuns e doenças que afligem o corpo quando a dieta adequada e nutrição são desconsiderados. Cabe a cada um de nós para ser nosso próprio defensor nesta batalha e saber o que colocamos em nossos corpos tem um efeito direto sobre nossa auto físico, humor, temperamento, vida de trabalho e sim mesmo vida amorosa. Há certos alimentos que você deve consumir para melhorar seu corpo em geral. Você quer manter um nível de açúcar no sangue.

As principais ideias por trás deste livro estão em falar sobre tomar o controle de nossas dietas. Existem benefícios para todos... se nós, simplesmente, olhe e escute. É sobre como gerenciar nossos desejos e como efetivamente manter-nos saudáveis. A livro fala sobre maneiras novas e inovadoras, que na verdade podemos melhorar nossa saúde por dentro. Os benefícios para fazer estas são imensas por seguir o Conselho dado e abraçando a dieta nutrientes nútria densa.

O livro aborda esses tipos de problemas e a ser eficaz como nos manter no caminho e saber o que estamos consumindo. Ser capaz de discernir entre opções e não-íntegros fará uma diferença enorme. Experimente pratos rápidos e saborosos que não vai fazer você pensar que você está comendo saudável. Em geral o livro é uma abertura de olho Olha como alimento interage com nossos corpos e como podemos contribuir para melhorar esse relacionamento para ser mutuamente benéfica entre as escolhas alimentares podemos fazer e a forma como nossa função de corpos.

Capítulo 1 – Eu sou grato!

Nossa sociedade encontra novas formas de melhorar o nosso estilo de vida. A presença de ginásios públicos, equipamentos de ginástica venda, treino livre apps no seu celular ou tablet e muito mais, são as provas que estamos planejando nosso futuro para um melhor estilo de vida que irá atender ou dar os resultados que você vai precisar. Exercício é um dos componentes-chave para atingir o objectivo referido, mas, você também precisa ter uma dieta que iria atender às suas necessidades de treino. Pesquisadores provaram que comer o alimento certo na quantidade certa combinada com um exercício não tão intenso é a melhor maneira de perder peso do que comer o que quiser e realização depois de um treino intenso. Se você deseja perder peso, primeiro plano sua dieta antes de fazer qualquer outra coisa. Muitos planos de dieta pode ser facilmente acessado através da biblioteca ou na internet, apenas certifique-se de que sua fonte é confiável. Alguns desses são a dieta de Atkins, dieta vegetariana, dieta Vegan, Raw Food Diet, dieta mediterrânea e dieta cetogênica.

Dieta cetogênica é uma das dietas mais populares hoje em dia. Antes de começarmos vai a dieta em si, vamos defina alguns termos que nos ajudaria a ter uma melhor compreensão do que é a dieta cetogênica.

Primeiro, o fructose é uma forma de açúcar, tais como frutose, contendo em sua forma acylic um cetona grupo por molécula. Cetona é qualquer classe de compostos orgânicos, caracterizada por um grupo carbonilo ligado a dois carbonos. Isto pode ser observado que estamos olhando a estrutura química do ketoses. Corpos cetônicos, acetoacetato e hidroxibutirato foram considerados como prejudiciais metabólicas por - na urina de pacientes com cetoacidose diabética. Mas demorou um tempo para os pesquisadores a descobrir que produzem cetona corpos são normalmente produzem pelo nosso fígado então exportados para servir como uma fonte alternativa de combustível ou energia para a maioria dos tecidos extra hepáticas. Resumindo tudo, o fructose é um açúcar que contém uma fonte alternativa de energia conhecida como cetona. Cetose é um processo metabólico em nosso corpo que tem uma taxa extremamente alta de queima de gordura. Através de corpos cetônicos, nossas funções cerebrais, após ser convertido de gordura pelo fígado. Isto é controlado principalmente pelo nível de insulina da pessoa fazendo essa dieta, porque é o único responsável pelo substrato necessário para se submeter a cetose.

A dieta cetogênica foi inicialmente concebida para ajudar a tratar as pessoas com epilepsia, mas agora foi substituída por medicamentos anti-apreensão para suportar a cirurgia cerebral fútil. Agora este tratamento tem sido usado para perder peso. Esta dieta requer menos carboidratos, proteína moderada e mais gordo dietético hábito. A ingestão de carboidratos deve apenas variam de 20 a 60 gramas por dia. A necessidade diária de proteína deve ser alcançada, isto seria dependente de sua altura, peso, sexo, idade e o tipo de rotina de treino que você tem. E o foco desta dieta é as calorias que serão preenchidas pela gordura. Este serão responsáveis por cerca de 20-25% de calorias são de 5-10% de carboidratos, proteína, 70 -7 5% de gordura. Se você está se perguntando por que gordura é aquele que tem contabilizados mais f as calorias, isso ocorre porque a gordura faz pouco ou nenhum efeito sobre o seu nível de insulina ou de açúcar no sangue. Enquanto se proteínas foram retomadas mais do que o que é necessário, isto certamente irá resultar de níveis elevados de insulina. Insulina controla o lançamento e a queima de ácidos gordos, níveis elevados de insulina vão pôr cobro a esta produção, assim, não haverá nenhum substratos disponíveis que são necessários em cetose. Se você está preocupado com a energia que você vai precisar para trabalhar, não se preocupe. Entre carboidratos, proteínas e gorduras, também chamadas de lipídios, hidratos de carbono é nossa fonte usual de energia enquanto a proteína é armazenada nos músculos, enquanto os lipídios são armazenados apenas. Usando esta dieta, devido à quantidade insuficiente de carboidratos, seu corpo vai precisar de um combustível alternativo para as células a funcionar perfeitamente; Isto é onde o papel de lipídios ou gorduras torna-se muito importante. Queima de gorduras dá dez vezes mais energia do que o hidrato de carbono.

Engajar-se a este tipo de dieta além de suas rotinas de treino te deixa com duas opções a seguir, TKD, também conhecido como alvo Keto dieta, ou CKD, dieta cíclica de Keto. Existem diferenças neste plano dietético. A dieta de Keto alvo é uma escolha melhor se sua rotina de exercícios envolve mais tensão e intensos movimentos, porque isso pode precisar de alguns carboidratos para realizá-la bem. Esta dieta requer que você comer carboidratos antes e logo após o treino. Por outro lado, dieta cíclica de Keto ou CKD requer que você tenha a ingestão mínima de 20 a 60 gramas por dia durante a semana para sua rotina de exercícios, que certamente esgotar o fornecimento de glicogênio dos músculos, em seguida, pegar ou comer muitos carboidratos nos fins de semana. Isso é feito para rejuvenescer suas reservas de glicogênio muscular em ordem para executar bem em seu treino para a semana seguinte. Quando você fizer isso, você geralmente corta as gorduras da sua dieta e tomar em apenas carboidratos e proteínas.

Esta dieta é muito eficaz quando você quer perder as gorduras na sua barriga, coxas e braços, ou em qualquer parte do seu corpo. Esta dieta condições seu corpo mais baixo os níveis de insulina hormônio armazenam gordura, se esgotarão os depósitos de gordura, portanto, para ser utilizada para a energia armazenada neles resultando de encolhimento da depositado gorduras em seu corpo. Isso também irá ajudar a manter em sintonia com a dieta, porque você vai querer consumir menores quantidades de calorias e perder peso sem mesmo sentir fome.

Existem tecnologias inovadoras que estão disponíveis para você manter o controle de seu nível de cetona. Este é composto por uma agulha que levaria a uma amostra de seu sangue, e este dispositivo mostrará instantaneamente o seu nível de cetona no sangue em apenas alguns segundos. Esta dieta é altamente eficaz se adequada instalações foram atendidas. Mas lembre-se que você deve consultar um médico ou clínicas que oferecem planos que envolvam a dieta cetogênica, antes de te entregares a todos estes. Além disso, você está fazendo isso para sua própria saúde.

Definição de dieta cetogênica

Dieta cetogênica é basicamente uma dieta de baixo carboidrato onde cetonas no fígado são produzidas pelo corpo para ser uma fonte de energia do substituto. Esta dieta é também conhecida como dieta de Keto, carb baixo alto teor de gordura (LCHF), dieta baixa em carboidratos etc. Desde que nosso corpo está muito acostumado a carboidratos, que normalmente consumimos uma dieta alta em carboidratos que produz glicose e insulina.

- Glicose é fonte de energia principal do corpo sendo a molécula mais fácil a ser convertido em energia

- A insulina é o químico produzido na corrente sanguínea para processar a glicose.

As gorduras são geralmente armazena em nosso sistema, desde que a nossa fonte de energia primária é a glicose, especialmente em uma dieta de carboidratos. Reduzindo a ingestão de carboidratos, introdução de cetose no corpo para produzir cetonas.

- Cetose ocorre quando há um menor nível de consumo de alimentos em nosso sistema. Com a ajuda deste processo, o corpo pode sobreviver mesmo se a ingestão de alimentos é diminuída.

- Cetonas são o produto de quebrado para baixo armazenamento de gordura no fígado durante o processo de cetose.

Este método passa fome não calorias e carboidratos. Desde que o corpo é muito adaptativo, quando você tirar carboidratos sua vontade procure outra fonte de energia que estão prontamente disponíveis para o consumo, e desde que a gordura é apenas no armazenamento vai começar a queimá-lo e produzir cetonas.

Quando você estiver fazendo atividades diferentes, haverá diferentes níveis de energia necessários, então, você precisa saber qual deles funciona melhor para você. Os nutrientes devem ser utilizados corretamente para que você pode maximizar o efeito também. Algumas pessoas acham difícil manter por causa das seguintes razões

Proteína demais ou muito pouco:

Cetose vai bater-te ou depleção de massa muscular.

Gorduras demais ou muito pouco:

Se você tem alta de armazenamento de gordura, então a tendência é que você vai ganhar mais gordura no armazenamento ou se você tem muito pouco você não terá energia suficiente para sustentar a sua atividade.

Muitos hidratos de carbono:

Desde que o objetivo é mudar de glicose para cetonas, uma maior ingestão de carboidratos vai fazer seu corpo voltar para a dieta de carboidratos regulares e volte a colocar as gorduras no armazenamento.

Desde que os indivíduos têm diferenças a chave é a experimentação, em que é o método ideal de perda de peso para você. Você tem a liberdade de saber qual funciona melhor. Alguns fazem uma carga semanal de carb e alguns acham um trabalho de regime CDK 15 dia para eles.

DICA: Durante o treino INTENSO, os hidratos de carbono e cetose podem coexistir. Dependendo da sua progressão física e desempenho em sua atividade, você não deve consumir mais do que sua ingestão de carboidratos a atual.

Capítulo 2 – as coisas boas sobre uma dieta de baixa

Como qualquer outra dieta, restringindo a quantidade de ingestão de calorias aplica-se sobre esse método. O déficit calórico irá acionar o corpo para queimar mais energia do que a ingestão em si. Há muitas vantagens que esse método de dieta pode oferecer o enraizamento de sua capacidade de gerenciar a fome eficazmente do que qualquer outras dietas.

Com este tipo de método, você será capaz de consumir saciar e encher de comida. Quando feito corretamente a maior parte da ingestão calórica seria de proteína e gorduras são enchimento e delicioso. Remoção de carboidratos e açúcares da dieta, a quantidade de calorias que você consome normalmente vai deixar mais espaço para encher por dia. Desde um monte de gente achar este método fácil e os dieters estão tendo uma dura tempo consumindo bastante comida por dia!

Perder aqueles quilos a mais não é tão fácil como parece, mas com uma dieta adequada e trabalho que é certamente atingível. As informações fornecidas acima são apenas os conhecimentos básicos sobre a dieta de keto. Com isso você pode descobrir qual método melhor se adapte às suas necessidades e estilo de vida.

O objetivo principal da dieta cetogênica é tornar-se mais saudável. Com esta dieta, cetonas são produzidas e substituir a presença de carboidratos no corpo. Através do processo de metabolismo chamado de cetose, cetonas são queimadas para a energia quando não há nenhum carboidratos para queimar. Usando cetonas como combustível para energizar o cérebro, melhora a capacidade do coração e órgãos vitais como os rins para melhor função.

Os benefícios da dieta cetogênica podem ser vistos dentro de uma semana. Mudanças graduais desenvolvem após três semanas de plano de dieta regular. Estas alterações incluem melhor capacidade de metabolismo do corpo, homeostase, bem como desenvolvimento e crescimento do gene.

Quando usado como tratamentos médicos para doenças principais

- Epilepsia - dieta cetogênica é conhecido como o mais seguro e mais eficaz tratamento para pessoas com epilepsia. O poder de cura desta dieta para evitar perigosos ataques epiléticos tem sido usado no passado. A prática parou durante o tempo quando a droga anti-epiléptica foram introduzida no mercado. Tornou-se popular novamente quando um dos pais exigiu este método a ser usado para tratar seu filho 20 de mês que se tornou melhor depois de 4 dias de aplicação regular. Convulsões foram presos e o garoto nunca teve outra convulsão grave em sua vida. Sua incrível recuperação de epilepsia foi celebrada por sua família através da formação de Charlie Foundation. Assim, é seguro dizer que o plano de dieta cetogênica induzido a curar epilepsia protege e modifica a atividade da doença.

- A doença de Alzheimer – quando os corpos cetônicos são produzidos abundantemente no corpo, que ajudam a capacidade da memória para funcionar. Dieta cetogênica aumenta as gorduras essenciais necessárias para combater os efeitos desta doença mental. Fortalece a capacidade do cérebro para trazer de volta imagens e pensamentos de memória.

- Diabetes – restrição de ingestão de carboidratos nessa dieta ajuda pacientes de Diabetes 2 controlar seu açúcar no sangue e os níveis de insulina. Eliminando alimentos de elevado-carburador que também são insalubres neutraliza a resistência à insulina e reverte os efeitos da síndrome metabólica.
- Doença de Parkinson – dieta cetogênica alivia alguns sintomas desta doença, reparando os danos respiratórios mitocondriais que acontecem quando há superabundância de espécies reativas de oxigênio (ERO) e radicais livres. Quando há excesso de estimulação dos neuro-transmissores químicos, danifica as células nervosas de substantia nigra (a estrutura do cérebro que controla os movimentos). O dano afeta as funções do sistema nervoso central.
- Dieta cetogênica-câncer elimina os hidratos de carbono que se tornam a glicose. As células cancerosas basicamente precisam de glicose para prosperar no corpo. Quando estas células ameaçadoras são a fome, a proliferação ativa de câncer é reduzida.

Para doenças Lifestyle-relacionadas

- Stress-a parte do cérebro que é vulnerável ao estresse é o hipocampo. Quando confrontados com acontecimentos difíceis e estressantes, esta região perde suas células cerebrais saudáveis que afetam as emoções, a memória e a capacidade do cérebro de aprendizagem. Dieta cetogênica induz a produção de mitocôndrias que energiza o cérebro para combater o stress.
- Obesidade – uma versão modificada e melhorada da dieta cetogênica é usada para ajudar a se livrar de ganho de peso indesejado. Ele controla o apetite e freios de fixação de alimentos que ajuda na rápida perda de excesso de gordura no corpo. Também alveja o motivo subjacente de ganho de peso, que é o desequilíbrio hormonal. Quando há um desequilíbrio, a tendência do corpo é sentir fome extrema constantemente e comer demais. Isto traz ganho de peso e baixa energia.
- Dores musculares e conjuntas - dieta cetogênica elimina os grãos que são culpados de muscular crônica e problemas de articulações. Previne a rigidez dos músculos e inflamação que pode causar artrite dolorosa ou artrite reumatoide.
- Doenças do coração – dieta cetogênica reduz a produção de colesterol que vem

da glicose em excesso. Quando o colesterol é controlada, a inflamação é eliminada e há menos danos às artérias. Ela aumenta o colesterol HDL, que ajuda a manter o coração saudável. Ele reduz a proteína reativa C (CRP), bem como proteínas de HbA1c que são factores que contribuem para doenças cardíacas. Ele também neutraliza o nível de triglicérides, que elimina o risco de ataques cardíacos.

- Saúde bucal – dieta cetogênica mantém dentes e gengivas saudáveis. Ela impede a formação de cavidade, doenças da gengiva e o dente se deteriora.

Mais benefícios saudáveis:

- Evita retenção de água pelos rins ajudando eliminar sódio indesejado do corpo. Dieta cetogênica usa alimentos que têm efeitos diuréticos que promovem fácil eliminação de resíduos do corpo através da micção.

- Ajuda na digestão adequada dos alimentos, que reduz as dores de estômago, formação de gás e inchaço.

- Melhora sono padrões e elimina o problema da apneia do sono. A maioria dos americanos enfrentam problemas de sono crônicos. Não conseguem dormir bem à noite e sempre sonolento durante o dia. Dieta cetogênica é um método eficaz de promoção boa noite de descanso que resulta de melhor bem-estar físico e mental. Elimina a sensação de fadiga e melhora sua qualidade de vida.

- Estabiliza a condição de humor por desencadear a produção de serotonina e dopamina no cérebro. Os benefícios do aumento desses neurotransmissores calmantes reduzem o nível de ansiedade que pode trazer um monte de doenças neurodegenerativas.

- Fornece a pensar melhor e mais clara. Demasiada glicose faz com que o cérebro nevoento e afeta suas funções cognitivas. Dieta cetogênica aumenta a capacidade do cérebro de funcionar porque aumenta o fluxo sanguíneo para o cérebro de 39%. Isto alimenta o cérebro a trabalhar sem parar para seu nível ideal.

- Traz nível de alta energia. Quando cetonas são utilizadas como combustível, eles trazem energia constante e estável, que pode sustentar a necessidade do corpo e da mente para lidar com diferentes atividades. Ele elimina a fraqueza e cansaço, fornecendo energia ilimitada.

- Previne envelhecimento precoce. Dieta cetogênica rejuvenesce as células nivelando para fora as proteínas que contribui para os primeiros sinais de envelhecimento. Através do processo de cetose, células danificadas e antigas estão sendo substituídas por outras novas. Ela protege o corpo contra vírus, bactérias e infecções microbianas.

- Pele mais clara e melhor – ele livra-se da inflamação da pele e reduz a formação de acne dentro de três meses de dieta cetogênica regular. Isso libera toxinas do sistema do corpo que aciona fugas da acne e outros problemas de pele.

Lembre-se que como qualquer outros planos de dieta, Ketogenic tem efeitos adversos ou negativos também. Certifique-se de consultar o seu médico primeiro antes de implementar esta estratégia de dieta. Este tipo de dieta é bastante rigoroso e requer muita força de vontade para evitar bebidas ou alimentos açucarados-carregado, alta-calórico. Precisa de muita disciplina para manter esta dieta especialmente durante o primeiro poucos dias ou semanas por causa da mudança metabólica. Mas lembre-se de respeitar as regras para evitar armadilhas comuns de dieta. Deixe que a transição ocorre naturalmente e sem problemas. A recompensa no final é benéfica para o seu bem-estar geral.

Capítulo 3 – Diabetes reverso com estas receitas

Agora é hora de se preparar e cozinhar suas próprias refeições. Lembre-se que não há não há melhor maneira de perder peso que saber como preparar saudáveis e nutritivos ' comida.

Cebola e queijo Quiche

Ingredientes:

5-6 xícaras de queijo ralado coly jack ou você pode usar muenster (dividi-lo ao meio)
2 colheres de sopa de manteiga (adicionar mais para lubrificar as panelas)
1 grande porte picado cebola (branco)
12 peças de grande porte ovos, (ar livre ou orgânicos)
2 xícaras de creme de leite
1 colher de chá de sal
1 colher de chá de pimenta preta (terra)
2 colher de chá de tomilho (seco)

Direções:

1. pré-aqueça o forno a 350 graus.
2. usando uma panela, derreta a manteiga médio e baixo calor em seguida, adicione os legumes e refogue até a cebola se torna macio e translúcido. Retire do fogo e reserve.
3. Espalhe um pouco de manteiga em uma panela de 10 polegadas quiche ou você também pode usar panelas de fundo de torta. Coloque 2 xícaras de queijo ralado na parte inferior da manteiga pan, em

seguida, adicione uniformemente meia xícara de vegetais salteados em cada panela.

4. usar uma grande tigela, 12 ovos de crack de tamanho. Adicione o creme e as especiarias, em seguida, misture todos eles até bem misturado e cremoso. Despeje metade da mistura em cada panela com os legumes e queijo. Use um garfo suavemente para distribuir uniformemente o queijo duro para a mistura de creme de ovos e vegetais.

5. Coloque as panelas de quiche no forno. Certifique-se de que você vai deixar metade do espaço uma polegada entre cada um da quiche em seguida asse em torno de 20-25 minutos ou até o quiche define e torna-se inchado e dourado no centro. Outra maneira de verificar se a quiche já está cozido é usando uma faca e inseri-lo no meio. Se ele sai limpo, então isso significa que sua quiche já está cozido.

6. corte o quiche para 6 porções iguais. Sirva quente e aproveite!

7. você pode ficar com o resto do quiche dentro do frigorífico e tê-los aquecidos no microondas, no dia seguinte. Quando você coloca-los em um congelador, vai durar duas semanas e dentro da geladeira, isso vai durar uma semana.

Choco Protein Chia Pudding

Pudim de Chia choco proteína

3 colheres de sopa de sementes de chia
1 xícara de leite de amêndoa (sem açúcar; você também pode usar leite de soja ou leite de soja)
1 colher de pó de proteína sabor chocolate (você também pode usar o cacau em pó)
¼ xícara de framboesas (escolha congelado ou fresco)
1 colher de chá de mel (opcional; se você usou o pó de proteína, você pode remover este ingrediente)

Direções:

1. Misture o leite de amêndoa e chocolate de proteína em pó todos junto. Use um garfo para misturar bem.
2. Adicione as sementes de chia na mistura e combiná-los bem com um garfo.
3. deixe descansar por cerca de 5 minutos. Uma vez feito, mexa novamente por mais 5 minutos e deixe descansar no frigorífico por cerca de 30 minutos.
4. sirva e adicione as framboesas por cima, aproveitem!
5. você pode transferir e manter a mistura restante em cima do pudim.

Bacon e ovos cozidos

2 colheres de sopa de manteiga
4 ovos de tamanhos grandes
1 xícara de queijo cheddar (ralado)
1 xícara de creme de leite (aquecido até aquecer)
8 fatias de bacon (cozido e desintegrado)
Pimenta e sal para degustação

Direções:

1. pré-aqueça o forno até 350 graus. Espalhe um pouco de manteiga para 4 ramequins pequenos de cerâmicas ou copos pequenos.
2. quebre o ovo em cada um do ramekin.
3. Cubra os ovos com ¼ xícara do creme aquecido e ¼ de xícara de queijo. Tempere com sal e pimenta.
4. Coloque as forminhas em uma panela e encha com água, apenas o suficiente para tornar-se a metade dos lados das forminhas. Asse por cerca de 15 minutos ou até o queijo derrete completamente e as claras dos ovos são feitas.
5. Esfarele algumas fatias de bacon em cima de cada ovo. Sirva quente e aproveite!

White Choco Almond Protein Shake

Shake de proteína de amêndoa de Choco branco

Ingredientes:
16 onças de leite de amêndoa (sem açúcar)
4 oz de creme de leite
2 colheres de baunilha em pó (marca depende de sua preferência)
1 colher de sopa de calda de chocolate branco (escolha a variante livre de açúcar)
½ xícara de gelo picado

Direções:
1. Coloque todos os ingredientes: em um liquidificador. Pulso até que se torne suave.
2. transferir para 2 copos. Beber com um amigo e aproveite!

Chita ovos mexidos

Ingredientes:
8 ovos
¼ xícara picada cebola
pimentão verde picado de ½ xícara
tomate fresco ½ xícara picado
1 colher de sopa de manteiga
¼ colher de chá de endro

¼ colher de chá de pimenta
¼ colher de chá de sal

Direções:
1. em uma frigideira antiaderente, refogue a cebola e pimenta verde na manteiga. Retire do fogo e reserve.
2. em uma tigela, bata os ovos e adicione o sal, pimenta e endro. Despeje na frigideira. Mexa delicadamente em fogo médio. Uma vez que os ovos estão quase definidos, adicione a mistura de pimenta juntamente com o tomate fresco. Cozinhe até que os ovos são completamente definidos.

Tomate e ovo mexido

Ingredientes:
3 ovos
3 colheres de sopa de cebola finamente picada
3 colheres de sopa de manteiga amolecida (dividida)
1 tomate fresco cortado em cubinhos
¼ colher de chá de sal
¼ colher de chá de pimenta

Direções:
1. em uma tigela, bata os ovos, sal e pimenta. Posta de lado.
2. em uma frigideira antiaderente, refogue a cebola até que ela é sensível em 1 colher de sopa de manteiga. Adicione a mistura de ovo. Mexa-se em meio ao calor elevado até situam-se os ovos. Retire do fogo e misture o tomate fresco.

Omelete de sudoeste

Ingredientes:

6 ovos ligeiramente batidos
½ xícara picada cebola
1 abacate maduro em fatias finas
1 picada pimenta jalapeno
1 tomate picado
1 colher de sopa de azeite
½ xícara ralado queijo (dividido)
¼ colher de sopa de sal
¼ colher de sopa de pimenta

Direções:

1. em uma frigideira antiaderente, refogue a pimenta jalapeno e cebola no azeite até ficarem macias. Retire da frigideira e reserve. Usando a mesma frigideira antiaderente, despeje os ovos, tampa e cozinhe em baixo calor para cerca de 3 a 5 minutos.
2. Polvilhe os ovos com o queijo de cheddar de mistura, abacate, tomate e ¼ de xícara de cebola. Tempere com sal e pimenta.
3. Dobre a omelete ao meio. Tampe e cozinhe por mais 3 a 5 minutos ou até que os ovos são completamente definidos. Polvilhe com o restante queijo cheddar e retire do fogo. Transferir para um morno servindo travessa.

Salada de frango piri-piri

2 xícaras de espinafre
½ porção de um pedaço de peito de frango
½ de um abacate pequeno porte
Um pedaço de bacon (escolher a variante de baixo teor de sódio)
1 colher de sopa de molho de Peri Peri

Direções:

1. em uma panela, cozinhe o bacon até que fique crocante.
2. corte o peito de frango ao mesmo fatias e cozinhá-lo na gordura de bacon, por cerca de 4-6 minutos ou até o frango estiver cozido.
3. enquanto isso, corte o abacate ao mesmo fatias e desintegrar-se o bacon.
4. disponha a salada colocando o espinafre em uma tigela de tamanho grande. Cubra com frango, abacate e molho de piri-piri.
5. Polvilhe com bacon desintegrado no topo. Servir e desfrutar!

Piccata de frango

Ingredientes:

4 (de 4 onças cada) pedaços de peito de frango desossado e sem pele cortados ao meio
¼ xícara de cubos de manteiga
½ colher de chá de pimenta
½ colher de chá de sal
1 colher de sopa de alecrim
1 colher de sopa de tomilho
¼ xícara de suco de limão fresco
¼ xícara de água

Direções:

1. nivelar os peitos de frango em ½ polegada de espessura.

2. em um saco do fechamento do fecho de correr, misture a pimenta, sal, alecrim e tomilho. Adicione o frango, um de cada vez e agitar para revestir.

3. em uma frigideira anti-aderente, doure os peitos de frango na manteiga, em fogo médio. Adicione o suco de limão fresco e água. Leve para ferver. Reduza o fogo e cozinhe, sem tampa, por cerca de 12 a 15 minutos.

Salada de legumes infundida com Quinoa

Ingredientes:

½ xícara enxaguada quinoa

1 cebola picada

1 xícara de tomate cereja metades

1 cenoura picada pequena

salsa fresca picada 1 colher de sopa picado

tomilho fresco 1 colher de sopa picado

1 xícara de ervilhas de congelados

2 xícaras de espinafre fresco

1 xícara de água

Vestir-se:

suco de limão 2 colheres

1 colher de sopa de vinagre balsâmico

2 colheres de chá de azeite

1 ½ colheres de chá mostarda de Dijon

¼ colher de chá de sal

1/8 colher de chá de pimenta

¼ colher de chá de açúcar

1. em uma panela, leve a água para ferver, em seguida, adicione a quinoa. Reduza o fogo, cobrir o saucep, um e cozinhe por cerca de 8 a 10 minutos ou até que a quinoa totalmente absorvida a água. Retire a panela do fogo, em seguida, prende a quinoa com um garfo.

2. transferir a quinoa cozida em uma tigela de tamanho médio e deixe esfriar. Adicione a cebola, tomate cereja, cenouras e ervilhas.

3. em uma tigela média, combine o suco de limão, vinagre balsâmico, azeite, mostarda Dijon, sal, pimenta e açúcar. Regue a mistura de molho com a mistura de quinua-legumes, em seguida, misture até ficar tudo bem é revestido. Leve à geladeira até que esteja pronto para servir.

4. ao servir, coloque o espinafre em um prato de servir, em seguida, cubra com a mistura de quinua-legumes.

Carne moída cetogênica frite

1 colher de sopa de óleo de coco

½ de uma cebola média

5 peças de médio porte de cogumelos

2 pedaços de folhas de couve

½ xícara de brócolis

médias de ½ pimenta vermelha

300 gramas de carne moída

1 colher de sopa de especiarias chinês 5

1 colher de sopa de pimenta caiena

Direções:

1. Pique a pimenta vermelha, brócolis, cebola e couve. Fatie os cogumelos.

2. usando uma frigideira grande, aqueça o óleo de coco médio e a alta temperatura. Refogue a cebola por volta de 1 minuto.

3. Adicione os legumes restantes e mexa frite por cerca de 2 minutos. Continue mexendo.

4. Adicione a carne moída e tempero chinês 5 e continue a cozinhar por mais 2 minutos.

5. a tampa e deixe cozinhar por aproximadamente 5 minutos ou até a carne é cozinhada bem.

6. transfira para um prato. Sirva quente e aproveite!

Frango com molho com ervas

Ingredientes:

☐ 4 (de 4 onças cada) pedaços de peito de frango desossado e sem pele cortados ao meio

Pimenta ½ colher de chá ☐

Sal ½ colher de chá ☐

☐ 2 colheres de azeite (dividido)

☐ 2 colheres de manteiga (dividido)

☐ 1 colher de sopa picado salsa fresca

☐ 1 colher picada cebolinha

☐ 1 colher de chá de mostarda de Dijon

☐ 1 colher de chá picada manjericão fresco

Sumo de limão fresco ☐ 2 colher de chá

Água ½ xícara ☐

Direções:

1. entre duas folhas de papel manteiga, coloque os peitos de frango. Usando um malho, achate os peitos de frango uniformemente. Polvilhe a ambos os lados dos flatten peitos de frango com sal e pimenta.

2. em uma frigideira antiaderente, aqueça 1 colher de sopa de azeite e 1 colher de sopa de manteiga. Doure os peitos de frango médio ao calor elevado para cerca de 5 a 7 minutos de cada lado. Retire do fogo e mantenha quente.

3. Misture o restante do azeite, restante da manteiga, salsa fresca, cebolinha, mostarda Dijon, manjericão fresco, suco de limão e água para os gotejamentos. Mexa até a manteiga está totalmente derretida. Sirva sobre os peitos de frango. Divirta-se!

Frango e cogumelo

4 (de 4 onças cada) pedaços de peito de frango desossado e sem pele cortados ao meio

¼ colher de chá de pimenta

¼ colher de chá de sal

4 colheres de chá de azeite de oliva (dividido)

1 dente de alho picado

1 xícara esquartejado bebê portabello cogumelos

Suco de 1 limão médio

4 fatias de limão

½ xícara de água

2 colheres de sopa de alcaparras

Direções:

1. nivelar os peitos de frango em 1/8 de polegada de espessura. Tempere os peitos de frango com sal e pimenta.

2. em uma frigideira antiaderente, Aqueça 2 colheres de chá de azeite em fogo médio. Cozinhe os peitos de frango temperados por cerca de 2 a 3 minutos de cada lado ou até o suco das pistas de frango claro. Transfira para uma travessa e mantenha quente.

3. na mesma frigideira anti-aderente, aqueça o restante do azeite em meio ao calor elevado. Adicione uma única camada de bebê portabello cogumelos e cozinhe, sem mexer, por cerca de 3 a 5 minutos ou até a volta de cogumelos marrom-vermelho de um lado. Transformar os cogumelos e, em seguida, adicione o alho e cozinhe por mais 2 minutos. Adicione a água e leve para ferver. Adicione o suco de limão e fatias de limão à mistura. Misture as alcaparras e continue cozinhando até que a mistura engrosse. Adicione o frango preparado para a mistura e calor completamente. Sirva quente e aproveite!

Frango com alho limão

Ingredientes:

(4 onças cada) de 2 peças de peito de frango desossado e sem pele cortados ao meio

1 ½ colheres de chá de azeite

1/8 colher de chá de pimenta

1/8 colher de chá de sal

¼ colher de chá secada de orégano

½ colher de chá secada manjericão

1 dente de alho descascado

1/4 xícara de água

2 colheres de sopa frescas (dividido) de suco de limão

1. Tempere os peitos de frango com sal e pimenta.

2. em uma frigideira antiaderente, cozinhe o alho e os peitos de frango temperados em azeite por cerca de 4 a 6 minutos. Adicione o manjericão seco, orégãos secos, água e 1 colher de sopa de fresco suco de limão. Reduza o fogo. Cubra e deixe os ingredientes: cozinhe por cerca de 5 a 8 minutos ou até o suco das pistas de frango, claro. Transfira para um prato de servir e sirva quente. Regue com o restante sumo de limão fresco antes de servir.

Salmão assado Herb

Ingredientes:

2 quilos de filé de salmão

4 oz de óleo de gergelim

½ xícara de molho de soja (escolha tamari)

1 colher de chá de alho (picado)

½ colher de chá de gengibre (terra)

½ colher de chá de manjericão

1 colher de chá de orégano

¼ colher de chá de tomilho

½ colher de chá de alecrim

¼ colher de chá de estragão

4 oz de manteiga

½ xícara de cogumelos frescos (picado)

½ xícara de cebolinha (picado)

Direções:

1. se você comprou um grande filé de salmão, cortá-la ao meio sobre ½ libras cada um. Coloque dentro de um saco resealable.

2. Misture o óleo de gergelim, tamari e todos os temperos. Despeje a mistura dentro do saco resealable com o salmão.

3. leve à geladeira por cerca de 1-4 horas.

4. pré-aqueça o forno para 350 graus. Forre uma assadeira grande porte com folha de alumínio.

5. Despeje todo o conteúdo do saco para o pan alinhado. Organize o peixe para fazer uma camada.

6. Asse o peixe por sobre a povoação de 10-15.

7. enquanto isso, prepare os vegetais. Derreta a manteiga e adicione os legumes. Certifique-se de revesti-los uniformemente.

8. Retire os filés de salmão do forno. Despeje os legumes com manteiga em cima do salmão.

Certifique-se que eles cobrem uniformemente o salmão.

9. Asse novamente por mais 10 minutos. Sirva quente e aproveite!

Recheada de atum tomate

Ingredientes:

1 filé de atum em flocos (6 oz)

1 tomate grande

4 colher de chá de iogurte grego

½ colher de chá mostarda de Dijon

1 colher de sopa picado aipo

¼ colher de chá de sal

Direções:

1. corte o tomate ao meio. Retire a polpa e sementes, deixando a polegada do ½ do shell. Escorra usando toalhas de papel.

2. em uma tigela, combinar o atum em flocos, iogurte grego, mostarda Dijon, aipo e sal. Preencha as cascas de tomate com a mistura e coloque em uma assadeira. Grelhe 3 a 4 polegadas do calor por cerca de 4 a 5 minutos.

Bife de atum de citrinos

4 (6 onças cada) peças bifes de atum

suco de limão ½ xícara

½ xícara de suco de limão

1 colher de chá de endro

gengibre fresco picado picado 2 colheres de chá

2 colheres de chá de flocos de pimenta vermelha esmagada

Direções:

1. em uma tigela, combine o suco de limão, suco de limão, endro, gengibre picado e flocos de pimenta vermelha. Remova ¼ xícara para regar. Despeje a restante marinada em um saco do fechamento do fecho de correr. Adicionar o = bifes de atum. Selar o saco do fechamento do fecho de correr e virar para revestir os bifes de atum. Leve à geladeira enquanto a marinar por cerca de 30 minutos.

2. Retire o bife de atum do saco do fechamento do fecho de correr. Escorra o atum e descarte a marinada. Grelhe o atum em uma grelha em fogo médio sem tampa, por cerca de 6 a 8 minutos de

cada lado enquanto regando frequentemente com a marinada reservada.

3. transfira para um prato e sirva quente.

Dia ocupado, peixe assado

Ingredientes:

2 ½ libras filetes de peixe (de sua escolha)

1 copo (8 onças) de iogurte grego

derretida ¼ de xícara de manteiga

1/3 xícara de queijo parmesão ralado

Spray de óleo de coco

2 colher de sopa mistura de sopa de cebola (opcional)

Direções:

1. corte o peixe filé em pedaços pequenos ou tamanho do serviço.

2. Cubra o filé de peixe com iogurte grego (você pode misturar a mistura de sopa de cebola com o iogurte grego).

3. cubra um dois 13 polegadas por 9 polegadas assando pratos com o spray de óleo de coco. Coloque os filés de peixe preparado nos pratos assadeira untados. Regue com manteiga.

4. leve ao forno, descoberto, em forno pré-aquecido de 425 graus por cerca de 12 minutos. Polvilhe com queijo parmesão. Asse por mais 2 a 6 minutos ou até que o peixe pode ser facilmente em flocos com um garfo. Retire da panela e servir ainda quente.

Pansalmão grelhado com maçã e salada de espinafre

Ingredientes:

Quatro filés de salmão de peças (5 onças cada)

1 colher de sopa de azeite

Para a maçã e salada de espinafre

1 molho de espinafres

1 honeycrisp maçã em fatias finas

3 colheres de sopa de amêndoas torradas

3 colheres de sopa de frescos suco de limão

2 colheres de sopa de azeite

Direções:

1. em uma saladeira grande, misture o suco de limão fresco e azeite. Adicione o espinafre. Misture até que todas as folhas de espinafre bem são revestidas. Deixe descansar por cerca de 10 minutos. Adicione as maçãs fatiadas em salada de espinafre.

2. Aqueça o azeite em uma panela antiaderente grande em meio ao lume. Aumentar o fogo para médio e alto e coloque o filé de salmão, um de

cada vez, lado da pele para cima na panela. Cozinhe por cerca de 4 minutos, ou até o lado fica marrom dourado. Vire do outro lado e cozinhe por cerca de 3 minutos ou até que esteja firme ao toque. Sirva com as maçãs e salada de espinafre do lado.

Salmão de coentro

Ingredientes:

4 (6 onças cada) pedaços de filés de salmão

2 dentes de alho picados

½ colher de chá coentro de chão

2 colheres de chá de sumo de limão fresco

2 colheres de chá de azeite

2 dentes de alho picados

½ colher de chá de sal

¼ colher de chá de pimenta

Direções:

1. em uma pequena tigela, combinar o coentro, sal e pimenta. Polvilhe sobre os filés de salmão.

2. em uma frigideira antiaderente, cozinhe o salmão no azeite por cerca de 4 minutos de cada lado, em fogo médio. Adicione o suco de alho e limão. Reduza o fogo e cubra a frigideira. Cozinhe por cerca de 3 a 5 minutos ou até que o peixe pode ser facilmente em flocos com um garfo.

Filé de truta cozida

Ingredientes:

1 libra filetes de truta

1 colher de sopa de cebola picadinha

1 xícara de creme azedo

suco de limão 1 colher

½ colher de chá de sal

½ colher de chá de páprica

¼ xícara de queijo parmesão ralado

Direções:

1. Coloque os filetes de truta em um trimestre 3 untado assadeira.

2. em uma tigela, combinar o cebola, creme de leite, suco de limão, sal e queijo parmesão. Espalhe sobre o peixe. Polvilhe com a páprica por cima.

3. leve ao forno, descoberto, em forno pré-aquecido 350 graus por cerca de 20 a 25 minutos ou até que o peixe pode ser facilmente em flocos com um garfo.

Salada de macarrão saudável

Ingredientes:

1 pacote (8 onças) de massa espiral

picado ¼ de xícara de cenouras

aipo picado ¼ de xícara

¼ xícara picada cebola

1 xícara de peru ou carne assada carne de boi cozida

Vestir-se

¾ xícara de maionese

¼ colher de chá de sal de alho ou sal marinho

¼ colher de chá de pimenta

¼ colher de chá limão suco

¼ xícara de queijo parmesão ralado

Direções::

1. preparar e cozinhar o macarrão espiral seguindo o direções do pacote:. Uma vez que a

espiral massa estiver cozida, escorra e lave em água fria. Coloque em uma saladeira grande. Misture as cenouras, aipo, cebola e carne de peru ou carne assada.

2. em uma pequena tigela, combinar a maionese, sal de alho ou sal marinho, pimenta do Reino, suco de limão e queijo parmesão. Despeje o molho para macarrão salada sobre a mistura de massa vegetal. Misture até ficar tudo bem é revestido. Leve à geladeira antes de servir.

Salada de macarrão de atum italiano

Ingredientes::

1 pacote (8 onças) de macarrão concha pequena

1 lata (6 oz) de atum escorrido em água leve

6 colheres de sopa molho de salada italiano cremoso

1 xícara de abobrinha picada

1 xícara de cenoura picada

Folha de alface (opcional)

Direções::

1. preparar e cozinhar o macarrão concha pequena, seguindo o direções do pacote:. Uma vez que a espiral massa estiver cozida, escorra e lave em água fria. Coloque em uma saladeira grande. Misture o atum, a abobrinha e a cenoura. Mexa até que bem combinados. Despeje o molho para salada italiano cremoso sobre a mistura de massa vegetal. Misture até ficar tudo bem é revestido. Leve à geladeira antes de servir.

2. em um meio tigela, combine o molho ranch, chicote de milagre, creme de leite e sal de alho ou sal marinho. Despeje o molho para macarrão salada sobre a mistura de massa vegetal. Polvilhe com amêndoas e páprica. Misture até ficar tudo bem é revestido. Leve à geladeira antes de servir.

3. se desejar, sirva num prato com forro de alface.

Salada de massa de pimentão assado

Ingredientes:

1 pacote (12 onças) de massa espiral tricolor

1 frasco de pimentão vermelho assado de (7 onças)

1 Copa fatiado cebolinha

4 oz queijo feta queijo desintegrado

Vestir-se

1 envelope magro molho italiano para salada

3 colheres de sopa de vinagre balsâmico

½ xícara de caldo de galinha

Direções:

1. preparar e cozinhar o macarrão espiral tricolor, seguindo o direções do pacote:. Uma vez que a massa espiral tricolor estiver cozida, escorra e lave em água fria. Do outro lado,

drene o pimentão vermelho assado. Corte em fatias finas.

2. em uma saladeira grande, combine a massa espiral tricolor, pimentão vermelho, cebolinha e queijo feta.

3. em uma tigela pequena, misture o molho de salada italiano, vinagre balsâmico e caldo de galinha. Despeje o molho para macarrão salada sobre a mistura de massa vegetal. Misture até ficar tudo bem é revestido. Leve à geladeira antes de servir.

Salada grega rápido

Ingredientes:

1 pacote (8 onças) de massa espiral

¼ xícara de azeitonas gregas sem caroço fatiada

2 tomates picados

1 colher de sopa drenado alcaparras

desintegrado ¼ de xícara de queijo feta

Vestir-se

2 colheres de sopa de vinagrete grego

1 ½ colheres de chá de salsa picada

1 dente de alho picado

Direções:

1. preparar e cozinhar o macarrão espiral seguindo o direções do pacote:. Uma vez que a espiral massa estiver cozida, escorra e lave em água fria. Coloque em uma saladeira grande. Misture as azeitonas gregas, tomates e alcaparras.

2. em uma pequena tigela, misture o vinagrete grego, salsa e alho. Regue a salada de macarrão com a mistura de massa vegetal. Polvilhe com o queijo feta. Misture até ficar tudo bem é revestido. Leve à geladeira antes de servir.

Salada de macarrão cabelo de anjo

Ingredientes:

1 pacote massa de cabelo de anjo (7 onças)

1 xícara de cenoura em fatias finas

4 semeado e tomates cubbed

6 cebolas verdes em fatias finas

1 pepino picado médio

Vestir-se

2 colheres de sopa de vinagre de cidra

2 colheres de sopa de azeite

½ colher de chá de sal

½ colher de chá de pimenta

1. preparar e cozinhar o anjo macarrão cabelo seguindo o direções do pacote:. Uma vez que o macarrão cabelo de anjo é cozido, escorra e lave em água fria. Coloque em uma saladeira grande. Adicione as cenouras, tomates, cebolinha e pepino. Mexa até que bem combinados.

2. em uma pequena tigela, misture o vinagre, azeite, sal e pimenta. Despeje o molho para macarrão salada sobre a mistura de massa vegetal. Misture até ficar tudo bem é revestido. Leve à geladeira antes de servir.

Salada de macarrão de Califórnia

Ingredientes:

1 pacote de macarrão fino (8 onças)

2 latas de azeitonas maduras (4,50 onças)

2 abobrinha em cubos médias

3 tomates em cubos grandes

1 pepino em cubos grande

1 pimentão vermelho cortado em cubinhos

1 pimentão verde em cubos

1 cebola em cubos grande

Vestir-se

1 pacote (16 onças) de molho de salada italiano

1 colher de papoula sementes

1 colher de sopa de sementes de gergelim

½ colher de chá de semente de aipo

1 colher de chá de páprica

¼ colher de chá de alho em pó

¼ xícara de queijo parmesão ralado

Direções:

1. quebre a massa magra em pedaços de 1 polegada. Preparar e cozinhar o macarrão, seguindo o direções do pacote:. Uma vez que a massa estiver cozida, escorra e lave em água

fria. Coloque em uma saladeira grande. Misture as azeitonas maduras, abobrinha, tomate, pepino, pimenta vermelha, pimentão verde e cebola.

2. em uma pequena tigela, misture o molho de salada italiano, sementes de papoila, sementes de gergelim, sementes de aipo, pimentão, alho em pó e queijo parmesão. Despeje o molho para macarrão salada sobre a mistura de massa vegetal. Misture até ficar tudo bem é revestido. Leve à geladeira antes de servir.

Capítulo 4: Alimentação saudável e perda de peso

Quando a alimentação saudável do termo é usada, a primeira imagem que temos em nossas mentes é de uma pessoa que é irrealisticamente fina com filosofia de nutrição muito rigorosa. Esta noção é errada e o objetivo básico de uma alimentação saudável é mantê-lo energizado, estável e fará se sentir melhor sobre si mesmo.

Todos estes objectivos de uma alimentação saudável nunca podem ser alterados se você morre de fome, ou estrita se limitado a alimentos. Um pouco pode ser feito por aproveitando os alimentos da forma mais saudável possível, enquanto certificando-se de que você sempre terá os nutrientes necessários. As linhas abaixo explicam o fenômeno de uma alimentação saudável.

1. defina uma abordagem:

A primeira coisa referentes a alimentação saudável é definir uma abordagem de comer saudável. Na abordagem, seu objetivo deve ser gradualmente fazer mudanças no seu estilo de vida e hábitos alimentares, para que, finalmente, chegar a fase onde você está saudável e a comer feito por você é saudável. São as duas coisas que você pode fazer a este respeito:

* Em primeiro lugar, não complicar as coisas com a preocupação de calorias, prefere, mantê-lo simples, concentrando-se em coisas como fresco, cor e variedade.

* Em segundo lugar, fazer todas as mudanças, lenta e gradualmente. Fazer mudanças abruptas torna difícil e eles nunca duram muito tempo.

2. moderação:

O outro fator chave referentes a alimentação saudável é a moderação. Você tem que ser moderada em sua abordagem e livrar-se da noção que certos alimentos são fora do limite. Quando você pensa assim, faz-te anseiam por estas essas coisas ainda mais. A melhor maneira que você pode trazer a moderação em seu comer é usando pequenas porções. Se você não pode resistir os alimentos pouco saudáveis, então começar por consumi-los em pequenas porções e eventualmente reduzirá o desejo e você embora com eles. Portanto, não ser mais rigorosos consigo mesmo; pelo contrário, reduza a ingestão de alimentos maus lentamente.

3. a maneira de comer:

Alimentação saudável não é só sobre o que você come, prefiro também implica a maneira que você come. A maneira que você consumir os alimentos é dos principais contribuintes para o tipo de e a quantidade de comer você fazer. Algumas dicas a este respeito são as seguintes:

* Em primeiro lugar, tente comer com os outros tanto quanto possível. Desta forma você manterá seu comer em cheque, pelo contrário se você comer em frente à TV ou computador portátil, será irracional a comer, assim, maior consumo de calorias.

* Em segundo lugar, aproveite a comida por mastigá-lo lentamente. Quanto mais tempo você gasta em mastigar a comida e gostando, o menor que você come.

* Em terceiro lugar, adquira o hábito de ouvir seu corpo. Comer só quando seu corpo diz que está com fome e também tentar entender o tipo de alimento que sacia suas necessidades do corpo. Por exemplo, em algum momento um snack faria ao invés de você ir para uma refeição completa.

* Em quarto lugar, nunca pular o café da manhã e evite comer à noite. Como pequeno-

almoço marca o início do dia, portanto, você deve fornecer seu corpo com comida. Por outro lado, à noite, o corpo tem que descansar para que fornecimento muito pouco é suficiente, o corpo precisa.

4. frutas e legumes:

Frutas e reboliço são parte integrante de qualquer plano de dieta, especialmente se for um plano de dieta saudável. A razão por que esses dois são recomendados para ser incluído em uma alimentação saudável é porque eles vêm com uma variedade de nutrientes e que também com as mínimas possível de calorias.

5. saudáveis carboidratos:

Uma alimentação saudável faz você ficar alta energia por mais tempo. Os alimentos que você pode consumir para cumprir este objectivo são as que transportam fibras e carboidratos saudáveis. A este respeito, você também pode comer cereais integrais, ou você pode usar suplementos e bebidas energéticas mais saudável de vez em quando para garantir que os níveis de energia são sempre elevados.

As pessoas seguem dietas da moda-muitos em um esforço para perder peso. Maior parte dessas dietas da moda é ineficazes ou o peso perdido é ganho de volta alguns dias depois de parar de fazer dieta. Perda de peso, controlando a sua comida é muito difícil, a menos que você se adapta a seus hábitos alimentares de forma. Limpa a comer não é uma dieta. É uma mudança na maneira que você come. É uma mudança de estilo de vida e é o que a faz diferente de outras dietas.

Comer limpo é um conceito em que você acredita que alimentos naturais são de alta qualidade, como eles não têm quaisquer aditivos. Portanto, você tentar incluir alimentos que no seu estado mais natural. Você consome alimentos que são não refinados e não transformados, para que eles sejam tão perto como possível à sua forma natural. Ao mesmo tempo, você também introduzir as gorduras saudáveis, tais como ácidos graxos insaturados, em vez dos ácidos graxos saturados insalubres. Você dividir suas refeições em 5-6 pequenas refeições, que são espalhadas durante todo o dia. Você devia se importar as partes que você está tendo. Comer porções almoço-tamanho 5 - 6 vezes ao dia com certeza vai causar ganho de peso. Isto ajuda a manter os níveis de glicose. Constantes mudanças nos níveis de glicose também contribuam para o ganho de peso, no final.

Como aditivos afetam seu corpo? Os aditivos se acumulam no corpo ao longo de um período. A ação destes aditivos é a nível celular microscópica. No entanto, estas se somam ao longo de um período e seu efeito manifesta-se sob a forma de várias doenças tais como dores de cabeça e fadiga. Hipertensão arterial e diabetes são doenças que são mais graves e levam mais tempo para serem exibidas.

Há muitos benefícios de comer limpo, alguns dos quais estão listados abaixo:

1. Limpe a comer inclui ter uma dieta equilibrada, e ao mesmo tempo, eliminar substâncias engordas que leva à diminuição da gordura. Você não porco às vezes e passar fome para outros. Isto leva a um ritmo estabilizado. Um ritmo estabilizado garante que seu peso permanece constante. Você não ganha nem perde peso.

2. diabetes, aterosclerose, etc são o estilo de vida relacionadas com doenças, que são causadas devido a dietas pouco saudáveis. Todos estes são eliminados quando você começar limpo comer porque você a eliminar as fontes dessas doenças. Além disso, seu sistema imunológico começa a funcionar de forma mais eficaz, levando a diminuição de doenças.

3. quando você tentar comer mais alimentos não transformados, diminuem as chances de entrar em seu sistema de aditivos nocivos. Por conseguinte, aumenta a sua saúde geral.

4. os alimentos que você vai comer será menos caro quando comparado com alimentos processados. No caso de alimentos processados, o custo de processamento também está incluído no custo. Isto é evitado.

Comendo limpa, ao contrário de dietas da moda, pode ser adaptado como um estilo de vida. Não tem quaisquer efeitos secundários nocivos. Ele dá tudo, que as dietas da moda-prometem mas falhar para entregar. Além disso, ao mesmo tempo é econômico também. Por ter uma dieta equilibrada, que segue o princípio de comer limpo, perder peso e ficar apto é extremamente fácil. Como comer limpo pode melhorar sua saúde

Comer limpo é um compromisso de longo prazo para um estilo de vida saudável. Não só ele pode ajudar você a perder peso, mas também aumentar a sua energia e diminuir seu risco de doença. Pessoas que comem uma dieta equilibrada saudável, são menos propensos a desenvolver diabetes, doenças cardíacas, colesterol alto, câncer, esclerose múltipla, osteoporose, depressão e outras doenças.

Se você comer limpo, você vai olhar e sentir melhor. Frutas frescas e legumes, carnes magras e grãos integrais irão equilibrar seus níveis de energia e impulsionar seu sistema imunitário. Eles também promovem a dormir melhor à noite e mantém seu cérebro funcionando com capacidade superior. Uma dieta natural você ajudará a manter o peso sob controle com esforço mínimo. -Nunca é tarde para começar a comer limpo.

Capítulo 5: Programa de perda de peso

Você é o tipo de pessoa que acredita que a conservação de energia é muito mais importante do que gastar em esforço desnecessário? Você prefere passar 30 minutos dirigindo um estacionamento esperando que uma vaga de estacionamento torna-se disponível ao lado da porta de centro comercial, do que ter que andar extras 50 jardas? A perspectiva de subir um lance de escadas parece uma tarefa desanimadora? Se sente cansado o tempo todo, preferindo ficar na cama na frente da tela grande todo dia em vez de estar ao ar livre? Bem, se as respostas a estas perguntas são Sim, então claramente, você não começ bastante exercício.

Você não está sozinho, há muitas pessoas que se sentem da mesma forma. A razão para isto é que estamos tão ocupados durante o dia, que quase não damos qualquer pensamento a exercitar nossos corpos. Para muitas pessoas, não é que nós somos preguiçosos, é só que nós são então drenados após um dia estressante no trabalho de ter que cumprir prazos. No entanto, é uma pergunta que precisamos perguntar a mesmos; que nos falta energia porque nós estão sobrecarregados, ou é nossa falta de energia, resultado direto de pouco ou nenhum exercício? Quão importante é um exercício no grande esquema das coisas?

Todos os médicos nos dirá que o exercício é muito importante para garantir um estilo de vida saudável, e muitos de nós concordaria que é preciso fazer algum tipo de exercício para manter nosso corpo saudável. Infelizmente, nós pode ser facilmente confundidos por muitos tipos de programas de exercícios, treinamento de regimentos e diversos gurus de exercício promover suas próprias filosofias. As pessoas então apanhadas em toda esta escolha que nós não sabemos qual é o caminho correto para escolher. Quem está certo? Seria melhor ir para o ginásio para duas horas por dia, ou está comprando equipamento de ginástica para o repouso, o caminho a percorrer? Com todo o exercício de várias máquinas sendo anunciadas, qual delas realmente funcionam, e que proporcionam os melhores resultados?

Antes de sequer responder estas perguntas, na verdade sabemos porque precisamos de exercício? Qual é a melhor forma de exercício? É o treinamento cardiovascular melhor do que o treinamento de resistência ou há outra forma de exercício que nós não somos mesmo cientes? Para muitos de nós que são as questões mais importantes, quanto exercício precisa chegar em uma base diária e como nossos corpos reagem a este esforço?

Estas são questões muito importantes, porque eles nos afetar de maneiras diferentes, dependendo das circunstâncias. Antes de embarcar em uma expedição para encontrar o livro de exercício perfeito, fazer um pouco de pesquisa para o autor. Isso deve ser feito para verificar se ele ou ela é realmente qualificada para comentar o assunto. Seria preferível se o autor veio de um fundo de médico ou científico como eles teriam o melhor conhecimento da fisiologia humana e, portanto, seria capazes de lhe dar os melhores conselhos sobre uma rotina de exercícios.

À medida que envelhecemos, encontramos nossos corpos não são capazes de fazer todas as coisas que eram capazes. Atividades que costumava levar concedido agora deixar lembretes da nossa idade. Porque nossos corpos passam por uma série de alterações à medida que envelhecemos, é necessária que nós compreendemos a importância do exercício e atividade física regular.

Indivíduos que consistentemente manter um programa regular de exercício também beneficiam de níveis mais baixos de estresse bem como reduzem a chance de lesão. Esses níveis mais baixos de estresse podem ajudar a manter seu sistema imunológico forte e evitar a infecção e doença irritante e perigosa.

Exercício e atividade física regular não precisa ser excessivamente rotina ou chato. Você pode encontrar as coisas que você gosta de fazer e que não me sinto como "exercício" que o ajudarão a mantê-lo ativo e saudável. Por exemplo, quando você jogar golfe, ande o curso em vez de tomar um carrinho. Em vez de ver TV a noite toda, tente jogar um jogo de basquete no ginásio local ou com seus filhos na garagem. Você pode tirar proveito do bom tempo usando os fins de semana para fazer caminhadas ou, se a sua localização permite, raquetes de neve nas montanhas. O truque para viver uma vida saudável é para fazer pequenas alterações em seus padrões de estilo de vida todos os dias e encontrar as atividades que você gosta, mas também pode ajudar a mantê-lo em forma.

Exercício e atividade física regular irão aumentar a sua qualidade de vida, mantendo-o em um peso saudável, melhorando suas funções do sistema imunológico e permitem que você para se recuperar da doença ou lesão em uma taxa muito mais rápida. Também vai manter seus músculos e tendões ágil, ajudando a prevenir lesões.

O primeiro passo para usufruir dos benefícios do exercício e atividade física regular, incluindo aumento de energia, libido melhorada, maior metabolismo, redução do stress, aparência melhorada e uma vida mais longa é começar a fazer pequenas mudanças em seus hábitos. Pare de adiar as mudanças ou fazer metas irrealistas e começar com uma meta imediata e 'mini'. Dar um passeio com seu cônjuge depois do jantar ou trocar o tempo de TV com um jogo ao ar livre. Estas mudanças incrementais, pequenas podem ajudar a levá-lo a um estilo de vida mais satisfatório e ativo.

Capítulo 6: Programas de comer limpo

Agora que você já foi informada sobre o que comer limpo é, a próxima coisa que você quer saber é como exatamente incorpora comer limpo em seu estilo de vida. Leia mais para saber mais.

O conceito é bastante simples, mas é ainda melhor para fazer sua pesquisa primeiro antes de iniciar imediatamente um dia de você comer limpo o estilo de vida. Se você quiser desfrutar o brócolis com manteiga, queijo, farinha de rosca e depois tê-lo cozido no forno por alguns minutos. Isto, por si só, não é limpo de comer por causa do adicionado manteiga e queijo (ambos transformados produtos lácteos). Com comer limpo, tudo o que você precisa fazer é atirá-lo ao redor em uma pequena quantidade de azeite, adicione o sumo de limão fresco e atirar em uma pitada de queijo parmesão fresco. O resultado é um lanche saudável e livre de culpa.

Existem realmente alguns métodos que você pode seguir quando você quer começar a comer limpo.

Método 1

Quando se trata de comer limpo, um dos principais objetivos que você deve ter é livrar seu corpo de produtos químicos e outras substâncias tóxicas. O foco aqui repousa menos em perder peso e é mais em manter o corpo saudável.

Método 2

O segundo método é o método mais comumente praticado, que consiste nas seguintes etapas.

Incluir plantas em sua dieta

Há um ditado que diz que se trata de uma planta ou uma árvore, a opção mais saudável é para comer. Plantas são menos propensas a ser alterada por seres humanos, por isso é que eles também ficam com seus nutrientes mesmo depois de ser escolhido.

Incorporar a carne em sua dieta também

Quando incluindo carne em sua dieta, certifique-se de que você obter sua carne inteira e em linha reta de seu açougueiro local. Evitar, tanto quanto possível, produtos de carne que são pre-empacotados como você não saberia que ingredientes: estão incluídos. Se possível, moer a carne se para assegurar que foram adicionados sem conservantes.

Incluem grãos

Quando comer arroz, certifique-se de escolher alternativas mais saudáveis como o pão de trigo integral, arroz integral e outros grãos integrais.

Um hábito a leitura de rótulos

Às vezes, um pedaço de pão vai ser alegou ser "trigo integral". No entanto, ao olhar para os ingredientes: a lista, que pão especial é feita usando farinha branca que é uma versão já processada de farinha de trigo integral.

Comer alimentos que tem menos ingredientes: usado para a sua preparação

As pessoas que são sérias sobre comer limpo só não estão preocupadas com que ingredientes: são utilizados com a comida. Eles também tentam evitar o alimento que é preparado usando toneladas de ingredientes:.

Comer 5-6 pequenas refeições por dia

Pode parecer uma má ideia se você está realmente tentando limitar a ingestão de alimentos.

No entanto, estamos a falar aqui de pequenas porções. 5-6 pequenas refeições não só manterá seu estômago satisfeito; Isso também ajuda a evitar as dores da fome do tentador a deliciarem-se nas refeições maiores, que podem consistir em alimentos insalubres.

Ao preparar suas refeições para o dia, tome nota que é aconselhável combinar alimentos ricos em proteínas com aqueles que são fontes de hidratos de carbono. Isso vai servir para abastecer seu corpo e, portanto, eliminar a sensação de fome futura.

Demasiado açúcar adicionado nos alimentos soletra nada além de calorias. Se você não pode imaginar-se comer algo que é suposto para ser doce, mas não é, tente usar adoçantes como alternativa.

Capítulo 7: Compras limpo

Todos nós acreditam que alimentos caseiros são mais saudáveis do que os de restaurantes. Isto é realmente verdadeiro e que é por comida 'home-made' conta superior. Um planejador consciente cada casa tenta fazer refeição planejamento como um hábito para a vida. Para isso devem ter ideias suficientes sobre refeições saudáveis e proporção certa a tomar. Considerando este fator significativo, o departamento de saúde e serviços humanos dos EUA apresentou o prato como um símbolo substituindo a pirâmide alimentar convencional.

Isto mostra claramente que sua refeição saudável é uma combinação de frutas, legumes, grãos, proteínas e itens de produtos lácteos. Você pode escolher entre o tipo de frutas, legumes, grãos, proteínas sob qualquer forma e baixo teor de gordura produtos lácteos. Um plano de refeição organizada faz sua vida saudável. É bom ir com um plano de refeição semanal do que um mensal. Isto é porque sua mente estará fresco com as ideias de refeição que você teve na semana anterior. Um plano de refeições mais saudável pode ser obtido por considerar os seguintes fatores:

1. pensar em planejamento de uma dieta equilibrada: O caminho primeiro e acima de tudo para conseguir um plano de refeições mais saudável é planejar uma dieta equilibrada que é enriquecida com alimentos nutritivos. Ele deve conter tudo o que seu corpo precisa para sem problemas de funcionamento. Sua refeição deve ser uma combinação de alimentos ricos em vitaminas, gorduras saudáveis, proteínas, cálcio, ferro, magnésio, zinco, fibra, antioxidantes e muito mais. Lembre-se de que sua refeição deve conter grãos, proteína, vegetais, frutas e produtos lácteos na proporção certa para chamá-lo como uma dieta equilibrada e cumprir a exigência de calorias de um indivíduo de cada vez.

2. não se esqueça de incluir a comida favorita da sua família: as refeições não devem

conter apenas frutas e legumes com uma mensagem de que eles são saudáveis. Você também deve estar ciente ao analisar os itens de comida favorita de membros da sua família. Isso ocorre porque o nutriente completo de qualquer alimento é adquirido somente quando amamos e comê-lo de bom grado. É mesmo uma ideia melhor para fazer as crianças comer seus alimentos menos favoritos prometendo a sua desejada lanche ou sobremesa.

3. plano para pequeno-almoço saudável e refeições menores durante todo o dia: pequeno-almoço é a parte mais vital você precisa concentrar-se. Um pequeno-almoço saudável e saudável dá boa força e um bom começo para o seu dia. Deixe o seu café da manhã ser cheias de energia, por exemplo, pode ser uma mistura de pão integral com salmão fumado, suco de laranja e alface. Em vez de três refeições completas, você pode tê-lo como um nutritivo café da manhã com três ou quatro

refeições menores nas entrelinhas para aumentar a sua resistência e facilitar-lhe para manter seus níveis de energia sempre.

4. deixe multi colorido frutas e legumes brilhantes permanecer uma parte de todas as suas refeições: Certifique-se de que seu plano de refeição definitivamente tem frutas e vegetais de cores brilhantes. Isto é porque coloridos legumes e frutas como brócolis, milho, alface, cenoura, beterraba, squash, laranjas, morangos, mangas, maçãs etc. são naturalmente enriquecidos com ferro, zinco, cálcio, fibra, antioxidantes, potássio, vitaminas e muito mais. Estes nutrientes têm o poder de lutar contra inúmeras doenças e diminuem o consumo de medicamentos.

5. permitir que seu plano de refeição ser uma combinação de comida simples e complexa: ao planear as suas refeições, prepará-lo de tal forma que um dia é equilibrado com alimentos simples e também complexo. Isso vai fazer você se sentir confortável, como não há nenhuma

necessidade para você lutar na cozinha por um longo tempo para todas as três refeições do dia. Se seu café da manhã é simples como um sanduíche de ovo com pão integral, espinafre e suco fresco então fazer um jantar sofisticado como macarrão de arroz com camarão alho e sopa de milho doce.

6. deixe o seu plano de refeição centrar-se sobre a frutas e vegetais: incluem os produtos sazonais em seu planejador de refeição que suporta não somente a sua dieta, mas também suporta suas compras de orçamento-friendly. Estas frutas e legumes são misturadas com a natureza e estão disponíveis apenas na temporada particular. Comendo isso você pode aumentar sua força e resistência de forma natural.

Estas são as maneiras inteligentes para conseguir um plano de refeições mais saudável, e este é o momento certo para começar um. Planejamento de alegre

Capítulo 8: Menu cetogênica e planos de refeição

Dia 1:

Receitas do pequeno almoço

Trigo mourisco e Quinoa Granola

Ingredientes

- 3 colheres de sopa de mel
- 3 colheres de sopa de óleo de coco líquido
- 1 colher de chá de extrato de baunilha
- ¼ colher de chá de canela à terra
- ¼ colher de chá de gengibre de chão
- 1 xícara de aveia de trigo sarraceno
- 1 xícara de quinoa cozida
- ½ xícara de aveia à moda antiga
- ½ xícara de cranberries sem açúcar (seco)

Preparações

1. prepare o forno com uma temperatura de 325° F.

2. prepare uma assadeira com graxa de luz, ou pronto seu silicone esteira de cozimento.

3. Misture o mel, o óleo de coco, extrato de baunilha, canela e gengibre à terra em uma tigela pequena.

4. defina lado primeiro.

5. em seguida, misture o trigo mourisco, quinoa e aveia em uma tigela grande.

6. Misture cuidadosamente sua mistura de mel.

7. em uma panela preparada, espalhe a mistura uniformemente para ser cozido uniformemente também.

8. Asse em forno pré-aquecido a 325° F.

9. quando grãos começarem a dourar, normalmente leva de 40 a 45 minutos, retire e misture com cranberries.

10. Certifique-se arrefecer completamente antes de colocar no armazenamento hermético.

Receitas almoço

Galinha cozida com arroz

Ingredientes:

-½ quilo de arroz

-Uma galinha apropriada para ferver

-Sal e pimenta

-1 ovo

-Manteiga

-Queijo ralado

Preparação:

1. cortar a carne e deixe ferver até que esteja macia.

2. Lave o arroz e descascá-lo por deixá-lo ferver e cozinhe alguns minutos em água e sal.

3. termine de cozinhar no caldo das aves cozidas.

4. não cozinhá-lo há muito tempo... ou vai ser mole.

5. Adicione o caldo um pouco de cada vez para certifique-se de que o arroz não é muito molhado, quando ele é feito.

6. Tempere com queijo e manteiga e adicione a gema de ovo para vinculá-lo apenas como é retirado do fogo.

7. sirva como uma borda ao redor das aves.

Jantar receitas

Farfalle com cogumelos e ervilhas

Esta é uma massa simples e deliciosa noite da semana. Sirva este prato com rolos de trigo integral e ervilhas adicionais do lado.

Ingredientes:

1 pacote (16 onças) farfalle ou outras massas

2 colheres de sopa de azeite

1 colher de chá picada alho (cerca de 2 dentes)

2 libras sortidas cogumelos fatiados (como shiitakes, botões ou criminis)

1 colher de chá tomilho de frescos ou secos

½ xícara de galinha ou caldo de legumes ½ xícara de ervilhas de congelados

½ colher de chá de sal kosher ou ¼ colher de chá de sal de mesa

½ xícara ralado queijo parmesão, além de adicionais para servir

Preparação:

Aquecer a água para cozinhar o macarrão de acordo com o pacote direções:.

Enquanto isso, em uma frigideira grande, aqueça o óleo em fogo médio. Acrescente o alho, cogumelos e tomilho e refogue-os por 1 minuto. Adicione o caldo e cozinhe a mistura em fogo médio-baixo, mexendo ocasionalmente.

Quando você adiciona a massa de água a ferver. Adicione as ervilhas e o sal e a mistura de cogumelos. Cozinhe o macarrão até ficar al dente.

Quando a massa estiver cozida, dren á-lo brevemente, permitindo que alguns agarrar-se à massa de água e devolvê-lo para a panela quente, em fogo baixo. Adicione a mistura de cogumelo-ervilha e o queijo parmesão e misture tudo até que é aquecida através de.

Servi o farfalle imediatamente, coberto com queijo de parmesão adicional.

Buscar em tempos de preparação de velocidade para as receitas é estimativas, com base na minha experiência fazendo os pratos. Se você está supervisionando trabalhos de casa, inclinando-se para colher-se blocos, atende o telefone, ou apenas tomar o seu tempo (ao invés de misturar!), eles podem levá-lo um pouco mais. Já reparei que receitas costuma demorar mais a primeira vez, então se uma receita torna-se um favorito da família, pode ir mais rapidamente.

Dia 2:

Receitas do pequeno almoço

Os ovos todos ' Aurora

Ingredientes:

1 colher de sopa de manteiga ou óleo vegetal

1 xícara de leite

1 colher de sopa de farinha

3 ovos

Sal e pimenta

Preparação:

Duro, Ferva os ovos.

Faça um molho branco da farinha, leite e
    manteiga. Certifique-se de cozinhá-lo
    completamente.

Adicione as claras dos ovos em cubos muito
    bem.

Despeje isto em uma travessa e cubra com as
    gemas forçadas através de um espremedor
    de batata ou peneira.

Receitas almoço

Camarão, batata e sopa de milho

Ingredientes:

1 cebola, picada

1 pimentão, picado

2 cenouras, picadas pequeno

2 batatas, picadas

2-16oz sacos de milho congelado

4 xícaras de caldo de galinha

1 quilo de camarão, limpos e descascados

½ xícara de creme

1 xícara de água

2 colheres de sopa secadas salsa

1 folha de louro, sal e pimenta água e frango
   Caldo.

Preparação:

Mexa para combinar. Cubra a panela e cozinhe
   na baixa por 6 horas.

Usando um liquidificador de imersão, purê por
   3-4 minutos, deixando-a volumosa.

Misture o camarão e cozinhe por mais 10
   minutos.

Quando o camarão é cozido, misture o creme
   de leite e sal e pimenta a gosto.

Polvilhe com salsa e sirva.

Jantar receitas

Ramen Noodle e carne

1 carne moída

Miojo de um pacote sabor do cogumelo

Dois pacotes de miojo de galinha sabor

2 copos congelados legumes misturados

1/4 colher de chá de alho em pó

1/4 colher de chá secada tomilho

2 xícaras de água

Instruções

1. Adicione todos os três pacotes de macarrão para uma tigela grande, remover os pacotes de tempero e reserve.
2. quebre todo o macarrão em pedaços de uma polegada.
3. Acrescente a carne para uma frigideira e cozinhe através de até que a carne não é mais rosa, escorra o excesso de gordura.
4. Acrescente a carne de volta para a frigideira e tempere com o pacote de tempero de cogumelo ramen, sate de 2 a 3 minutos. Remova significa panela sobre uma toalha de ap a mais.

5. Adicione água à frigideira e calor para ferver.

6. Adicione todo o macarrão e os legumes congelados, tomilho, alho em pó e o restante frango tempero pacotes.

7. deixe ferver, em seguida, reduzir à ferver.

8. Tampe a panela e deixe ferver suavemente até que o macarrão é macio.

9. Acrescente a carne com o macarrão e misture.

10. sirva com pão quente.

Dia 3:

Receitas do pequeno almoço

Maionese, ovo e Bacon batata

Ingredientes:

750 gramas de batatas (1 ½ quilos)

250 gramas de maionese (1 xícara)

1-2 chalotas ou 1 cebola média

6 ovos

5 fatias de bacon, picado

Um pequeno punhado de salsa picada

Vinagre

Açúcar

Sal e pimenta

Trazer uma pequena panela com água a ferver, coloque os ovos em e deixe ferver por 10 minutos. Pegue os ovos imediatamente e coloque em uma tigela com água gelada.

Quando estiver frio, tire as cascas e os ovos do cubo. Corte finamente a cebola.

Ferva as batatas: Coloque as batatas em uma panela e cubra com água. Cubra com a tampa e coloque no calor.

Trazer a ebulição, reduza o fogo e ferva até ficar macio.

Escorra as batatas e deixá-los a vapor fora por cerca de 10 a 15 minutos, ou até esfriar o suficiente para lidar com.

Bacon: Coloque um pouco de azeite em uma frigideira em fogo médio.

Frite o bacon picado.

Montar a salada: corte as batatas em cubos de cerca de 1 cm (1/2 polegadas).

Misture a maionese, vinagre, cebola e açúcar.
Misture as batatas, ovos, bacon e quase
todos a salsa picada.

Tempere com um pouco de sal e pimenta.

Misture e polvilhe a salsa restante por cima.
Coloque a salada na geladeira por algumas
horas.

Receitas almoço

Frango saudável e sopa de legumes

Você acha esta sopa cozido todo o dia, mas
demora apenas trinta minutos para se
preparar. Leve à geladeira sobras na
geladeira por até três dias ou no freezer por
até um mês, assim você sempre terá alguns
por lado para uma refeição rápida.

Ingredientes:

• 1 colher de chá azeite de oliva extra virgem

• 1 cebola média de amarelo, em cubos

• 1 cenoura grande, descascadas e cortadas em
cubos

- 1 talo de aipo, descascadas e cortadas em cubos

- 2 (6 onças) sem pele peitos de frango, cortadas em pedaços de 1 polegada

- 1 courgette média, em cubos

- 2 amarelo squash, em cubos

- 1/2 xícara de salsa fresca, mais extra para enfeite

- 1 colher de chá picado orégano fresco

- 1 colher de chá picada manjericão fresco

- 1/2 colher de chá de sal

- 1/4 colher de chá de pimenta preta moída na

- 2 xícaras de caldo de galinha

Preparação:

Em uma frigideira grande e pesada, aqueça o azeite em fogo médio-alto. Adicione a cebola, cenoura e aipo e refogue, mexendo sempre, por 5 minutos. Acrescente o frango e continuar a refogar por mais 10 minutos, mexendo sempre.

Adicione a abobrinha e abóbora, então a salsa, orégano, manjericão, sal e pimenta.

Refogue por 5 minutos, reduza o fogo para médio e despeje o caldo. Cubra e cozinhe por mais 10 minutos.

Para servir, concha em tigelas e decore com salsa adicional.

Serve 2.

Jantar receitas

Carne e feijão Chili porções: 4

Ingredientes:

1 (15,5-onça) pode feijão preto, lavadas e escorridas

1 (15,5-onça) pode feijão vermelho, lavadas e escorridas

tomates em cubos 2 latas (14,5-onça)

1 cerveja de garrafa (12 onças)

1 chuck lbs. de carne de bovino desossada, picado

1 cebola grande e amarela, em cubos

1 colher de chá picada alho

2 colheres de sopa de pasta de tomate

2 colheres de sopa de pimenta em pó

Pitada de pimenta de Caiena

Preparação:

1. Misture os ingredientes: em um fogão lento.

2. mexa até que bem combinados, em seguida, cubra a panela.

3. Cozinhe em fogo baixo por 7 a 8 horas ou em fogo alto por 4 a 5 horas até que a carne esteja cozinhada.

4. sirva o pimentão quente guarnecido com cubos de cebola roxa e queijo ralado.

Dia 4:
Receitas do pequeno almoço

Muffin de farelo

Ingredientes:

6 xícaras de Cereal, farelo de todos

2 xícaras de água fervente

4 ovos grandes, batidos

3 xícaras de leite, 2%

1 xícara de azeite

4 xícaras de farinha de trigo, trigo integral

1 xícara de farinha de soja, agitou

3 colheres de chá de fermento em pó

5 colheres de chá bicarbonato de sódio

1 ½ xícaras de açúcar

1 colher de chá de sal

Direções:

1. pré-aqueça o forno a 400 graus f..

2. em uma tigela grande, adicione água
    fervente para cereais.

3. deixe descansar por alguns minutos.

4. Adicione os ovos, o leite e o óleo. Misture
    bem e reserve.

5. em outra tigela, misture a farinha, fermento
    em pó, bicarbonato de sódio, açúcar e sal.

6. misture as duas tigelas. Mexa bem a massa.

Receitas almoço

Fettuccine com tomate e Pesto

Estourando com tomates maduros e
    manjericão fresco, este prato é a essência
    do verão. Manter os molhos de tomate
    mais pesados para o inverno e isso faz seu
    tempo quente ir-para jantar. Se você fizer o
    pesto com antecedência, é uma maneira
    rápida e deliciosa para um jantar relaxante
    após um dia atarefado.

Ingredientes:

• fettuccine de grãos inteiros de 1 libra

- 4 tomates de Roma, em cubos

- 2 colheres de chá de tomate

- 1 xícara caldo de legumes

- 2 dentes de alho, picado

- 1 colher de sopa picado orégano fresco

- 1/2 colher de chá de sal

- folhas de manjericão fresco 1 copo embalado

- 1/4 xícara azeite de oliva extra virgem

- 1/4 xícara de queijo parmesão ralado

- 1/4 xícara de pinhões

Leve uma panela grande de água para ferver em fogo alto e cozinhe o fettuccine de acordo com as instruções do pacote até al dente (ainda um pouco firme). Escorrer mas não enxaguar.

Enquanto isso, em uma frigideira grande e pesada, combinar o tomates, massa de tomate, caldo de carne, alho, orégano e sal e mexa bem. Cozinhe em fogo médio por 10 minutos.

Em um liquidificador ou processador de alimentos, combinar o manjericão, azeite, queijo parmesão e pinhões e misture até ficar homogêneo.

Misture o pesto na mistura de tomate. Adicione o macarrão e deixe cozinhar, mexendo frequentemente, até que a massa é bem revestido e aquecida através de.

Sirva imediatamente.

Jantar receitas

Medalhões de frango enrolado com bacon

Ingredientes:

peito de frango sem pele desossado de • 1 ½ lbs

•8-10 fatias de bacon cru

•½ colher de chá de páprica

•½ colher de chá de pimenta em pó

•Salt e pimenta a gosto

Preparação:

1. Preaqueça a grelha ao calor elevado e depois Reduza para médio-alto.

2. corte os peitos de frango em dois ou três grandes blocos.

3. Tempere o frango com sal e pimenta a gosto, em seguida, polvilhe com páprica e chili em pó.

4. Enrole cada medalhão com uma fatia de bacon, em seguida, fixá-lo no lugar com um espeto de madeira.

5. Coloque os espetinhos em uma grelha e cozinhe por 3 a 5 minutos de cada lado até estar cozido.

Dia 5:

Receitas do pequeno almoço

Panquecas fofas

1 ½ xícaras de farinha de trigo

3 ½ colheres de chá fermento em pó

1 ovo grande, batido

1 colher de sopa de açúcar

1 ¼ xícaras de leite, 2%

3 colheres de sopa de manteiga

3/4 colher de chá Sal

1 colher de chá de baunilha extrato

Direções:

1. pré-aqueça o forno a 350 graus de F.

2. em uma tigela, misture a farinha, fermento em pó, ovo, açúcar, leite, manteiga, sal e baunilha junto.

3. colher para fora de uma mistura de ¼ de xícara de pan por bolo.

4. Cozinhe 1-2 minutos ou até as bordas bolha.

5. vire e cozinhe 1-2 minutos mais

6. está pronto para servir.

Receitas almoço

Penne com legumes assados

Penne tem bastante peso para segurar sua própria quando combinado com pedaços ingredientes:. Emparelhado com legumes assados caramelizados, faz um enchimento, refeição nutritiva.

Ingredientes:

- 1 abóbora grande, descascadas e cortadas em cubos

- 1 abobrinha grande, em cubos

- 1 cebola grande amarelo, picada

- 2 colheres de azeite extra-virgem

- 1/2 colher de chá de sal

- 1/2 colher de chá de pimenta preta moída na

- 1 colher de chá de páprica

- 1/2 colher de chá alho em pó

- penne de grãos inteiros de 1 libra

- 1/2 copo vinho branco seco ou caldo de galinha

- 2 colheres de sopa de queijo parmesão ralado

Preparação:

Pré-aqueça o forno a 400° F. Forre uma assadeira com papel alumínio.

Em uma tigela grande, misture os legumes com o azeite e, em seguida, espalhe-os na assadeira. Polvilhe os legumes com o sal, pimenta, páprica e alho em pó e leve ao forno apenas até o garfo-concurso, 25 a 30 minutos.

Enquanto isso, leve uma panela grande de água para ferver em fogo alto e cozinhe o penne de acordo com as instruções do pacote até al dente (ainda um pouco firme). Escorrer mas não enxaguar.

Coloque 1/2 xícara de legumes assados e o
vinho ou caldo no liquidificador ou
processador de alimentos e bata até ficar
homogêneo.

Coloque o purê em uma frigideira grande e
aqueça em fogo médio-alto. Adicione o
macarrão e cozinhe, mexendo, até que
aquecido completamente.

Sirva o macarrão e molho coberto com os legumes assados. Polvilhe com queijo parmesão.

Jantar receitas

Frango com legumes grelhados

Ingredientes:

400 gramas de peito de frango

1 abobrinha

1 berinjela

1 cenoura

1 pimenta

Basil

Sal

Pimenta

Óleo

Preparação

-Verifique a abobrinha e a berinjela, corte em fatias ao comprido e assá-los em um prato.

-Descasque a cenoura, também cortado em fatias e assado num prato juntamente com pimentas.

-Descasque os pimentões, retire o miolo e sementes e cortado em tiras, cortadas desta forma também outros legumes.

-Coloque os legumes em uma tigela, tempere com azeite, sal e pimenta e deixe para cozinhar por cerca de 30 minutos.

-Enquanto isso assado de peito de frango em um prato ou em uma panela.

-Em seguida, adicione sal, cortado em tiras, deixe esfriar.

-Adicionar frango com legumes grelhados, misture bem e leve à geladeira pelo menos meia hora.

-Adicione o manjericão fresco e sirva a salada de frango com legumes grelhados em pratos.

Dia 6:

Receitas do pequeno almoço

Panquecas de liquidificador

Ingredientes:

1 xícara de trigo, grãos integrais

2 colheres de sopa de açúcar

1 ½ xícaras de água

2 colheres de sopa de leite em pó

1 colher de sopa de linho sementes, solo

1 pitada de sal

2 colheres de chá de fermento em pó

1. pré-aqueça o forno a 350 graus de F.

2. em uma tigela grande, adicione o trigo, açúcar e 1 ¼ xícaras de água e mistura por 1 minuto.

3. Adicione o leite, linho sementes, ¼ xícara de água e sal. Mistura por mais um minuto.

4. Adicione o fermento em pó e bata novamente.

5. largar na untada em panquecas médias em dólar de prata.

6. flip quando as bolhas começam a se formar.

Receitas almoço

Erva-frango-assado inteiro

Para um fim de semana jantar de família ou um pequeno jantar, nada bate o aroma e o apelo de um frango assado crocante, dourado. Se houver apenas um ou dois de vocês em casa, isto para jantar uma noite e aproveitar as sobras em saladas, sanduíches ou pratos de massa.

Ingredientes:

- 1 (3Para 31/2-libra) assar frango
- 1 colher de sopa azeite virgem extra
- 4 raminhos de alecrim
- 6 raminhos de tomilho
- 4 folhas de sálvia fresca
- 1 folha de louro
- suco de limão 1 colher de chá espremido na hora
- 1 colher de chá de sal
- 1/2 colher de chá de pimenta preta moída na

Direções:

Pré-aqueça o forno a 400° F. Lugar uma cremalheira dentro de uma grande assadeira.

Esfregue o azeite por todo o frango. Como você, Afrouxe delicadamente a pele sobre o peito para formar um bolso.

Metade dos raminhos de alecrim e tomilho
 debaixo da pele deslize sobre o peito e
 colocar as folhas de sálvia, louro e
 raminhos restantes dentro da cavidade.
Esfregue com o suco de limão e tempere com
 sal e pimenta.
Asse até que um termômetro de leitura
 instantânea inserido na coxa registra 165°
 F, 50 a 60 minutos. Retire do forno e deixe
 para descansar por 10 minutos antes de
 cortar.

Jantar receitas

Queijo batatas Ranch

Ingredientes:

2 lb pequenas batatas vermelhas
1 pacote de (8 oz) cream cheese, amolecido
1 (10 3/4 oz) pode creme de sopa de batata
mistura de molho de salada 1 envelope
c. 1 desfiado cheddar queijo

Instruções

1. Limpe as batatas e cortadas em quartos

2. usando uma tigela grande combinam a sopa, salada e creme de queijo, em seguida, misture o queijo ralado.
3. Adicione as batatas para uma panela e despeje a mistura de creme de queijo sobre batatas.
4. Ligue o fogão lento na capa baixa e cozinhe por 7 a 8 horas até que as batatas estejam macias.

Dia 7:
Receitas do pequeno almoço

Tortilhas de farinha

Ingredientes:

2 xícaras de farinha

1 colher de chá de sal

1 colher de chá bicarbonato de sódio

1 colher de sopa de banha ou margarina

½ xícara de água fria

Preparação:

Pré-aqueça o forno a 350°.

Misture todos os ingredientes: bem. Se a massa gruda as mãos, adicione mais farinha, 1 colher de chá de cada vez, até não grudar.

Divida a massa e enrole em bolas do tamanho de bolas de golfe.

Achate as bolas entre 2 folhas de papel de cera. Se furam, raspá-los, adicionar mais farinha e começar de novo. Achate-a sobre ¼-polegada de espessura.

Coloque as tortillas em uma assadeira ungreased e asse no forno por cerca de 2 minutos. Vire e asse por mais 2 minutos, ou até que doure.

Receitas almoço

Dilly cozido salmão

Salmão combinada endro é um clássico da culinário, e é especialmente deliciosa preparada com um toque de frutas cítricas e um pouco de azeite. Peixes em pacotes de folha de cozimento maximiza o sabor e minimiza a bagunça.

Ingredientes:

- 4 filés de salmão (6 onças)

- 2 colheres de azeite extra-virgem

- 1/2 colher de chá de sal

- 1/4 colher de chá de pimenta preta moída na

- Suco de laranja Valência grande ou tangerina

- 4 colheres de chá de laranja ou tangerina raspas

- 4 colheres de sopa endro fresco picado

Preparação

Pré-aqueça o forno a 375° F. Prepare-se quatro pedaços de 10-inch-long da folha de alumínio.

Esfregue cada filé de salmão em ambos os lados com o azeite. Tempere com sal e pimenta e coloque uma no centro de cada pedaço de papel alumínio.

Regue o suco de laranja sobre cada pedaço de
peixe e cubra com as raspas de laranja 1
colher e 1 colher de sopa de endro.

Jantar receitas

Medalhões de frango enrolado com bacon

Ingredientes:

peito de frango sem pele desossado de • 1 ½ lbs
- 8 a 10 fatias de bacon cru
- ½ colher de chá de páprica
- ½ colher de chá de pimenta em pó
- Sal e pimenta a gosto

Preparação:

1. Preaqueça a grelha ao calor elevado e depois
   Reduza para médio-alto.
2. corte os peitos de frango em dois ou três
   grandes blocos.
3. Tempere o frango com sal e pimenta a gosto,
   em seguida, polvilhe com páprica e chili em
   pó.

4. Enrole cada medalhão com uma fatia de
   bacon, em seguida, fixá-lo no lugar com um
   espeto de madeira.
5. Coloque os espetinhos em uma grelha e
   cozinhe por 3 a 5 minutos de cada lado até
   estar cozido.

Laranja frango grelhado com molho de manga

Ingredientes::

- 4 peito de frango desossado e sem pele
- 2 colheres de sopa sumo de laranja fresco
- 1 colher de sopa de azeite
- Salt e pimenta a gosto
- 1 manga madura, sem caroço e cortadas em cubos
- 1 tomate pequeno, picado
- ½ xícara de pepino sem sementes em cubos pequenos
- ¼ xícara de coentro fresco picado picado

1. Aqueça o seu grelhador ao calor elevado, em seguida, reduza para médio-alto.
2. Misture o suco de laranja e o azeite em uma tigela pequena.
3. Tempere o frango com sal e pimenta a gosto, em seguida, pincele com a marinada.
4. Coloque os peitos de frango na grelha e cozinhe por 10 minutos.
5. Coloque o frango e pincele novamente com a marinada.
6. Cozinhe o frango por mais 8 a 10 minutos, até que esteja cozido.
7. Misture os ingredientes restantes: em uma tigela e sirva sobre o frango.

Dia 8:

Pequeno-almoço

Biscoito de aveia

Ingredientes:

- 1 copo de água
- ½ xícara de aveia à moda antiga

- ¼ xícara sem açúcar cerejas/cranberries (secados)
- 1 colher de chá de gengibre de chão
- ½ colher de chá de canela à terra
- ¼ colher de chá de noz-moscada chão
- 1 colher de sopa de sementes de linho
- 1 colher de sopa de melaço

Preparações

1. em uma panela pequena, misture todas as água, aveia, cranberries ou cerejas, canela e noz-moscada.
2. Ligue o fogo médio-alto.
3. leve a mistura para ferver.
4. Reduza o fogo e deixe ferver.
5. deixe a água reduzida ou ligeiramente absorvido, normalmente demora 5 minutos.
6. Misture linhaça.
7. deixe por cerca de 5 minutos, coberto.
8. regados com melaço e servido.

Almoço

Sopa de legumes

Ingredientes:

400 gramas de vegetais misturados

200 g de cevada pérola

1/2 cebola

100 g de bacon

1 litros de caldo de legumes

1 colher de chá de fermento

Óleo de sal

1 pacote de pão

Preparação

Coloca os legumes e cevada de molho pelo
menos 4 horas em água morna na bacia de
legumes, adicionando uma colher de chá de
bicarbonato de sódio. Em seguida, lave
com água corrente, escorra e reserve.

Cortar a cebola e pó de bacon em cubos e
refogue com um pouco de azeite em uma
panela de fundo grosso.

Adicione o feijão lavadas e escorridas
completamente de água e torradas por
alguns minutos, em seguida, adicione o

farro (um tipo de trigo descascado, especialmente especificadas ou emmer, normalmente usada em saladas, sopas e acompanhamentos).

Misture tudo, em seguida, adicione o caldo de legumes para cobrir completamente os legumes.

Coloque uma tampa e cozinhe a sopa em fogo médio por cerca de 40 minutos, mexendo de vez em quando e acrescentando mais caldo conforme sua necessidade.

Retire a tampa, adicione sal e pimenta e cozinhe mais alguns minutos.

Coloque no fundo de cada prato de torradas e, em seguida, despeje a sopa de cevada e leguminosas.

Adicione uma torrada e trazer para a mesa sua sopa fumegante da casa.

Jantar

Strogonoff de cogumelo

Ingredientes:

1 cebola grande e amarela, picado

8 onças de cogumelos selvagens, fatiado

8 onças branco cogumelos fatiados

4 dentes de alho, picado

4 colheres de sopa de farinha de trigo integral

3 colheres de sopa de vinagre balsâmico

1/2 xícara de leite de soja

1 colher de chá de tomilho

16 onças cozido fettuccini

Preparação:

Aqueça uma frigideira antiaderente em fogo
alto. Cozinhe a cebola por 3 minutos.

Adicione os cogumelos e o alho. Cozinhe até
cogumelos começarem a liberar seus sucos.
Polvilhe a farinha.

Mexa até que a farinha é misturada no poço.
Adicione o vinagre e soja leite, mexendo
sempre até o molho é engrossado.

Adicione o tomilho.

Sirva o molho quente sobre o macarrão cozido.

Dia 9:

Pequeno-almoço

Crepes de morango livre de glúten

Ingredientes:

- 6 xícaras de morangos (fatiados)
- 2 colheres de sopa de açúcar ou mel
- 4 ovos grandes
- 1 xícara de leite evaporado de amêndoa
- 2 colheres de sopa de azeite leve
- 1 colher de chá de extrato de baunilha
- 1 colher de sopa de açúcar mascavado claro
- ⅛ colher de chá de sal

tráfego de • ¾ xícara farinha livre de glúten, que (mistura de cozimento)

Preparações

1. Misture os morangos e o açúcar em um recipiente limpo.
2. deixe descansar por 30 minutos a uma temperatura de quarto.
3. Bata os ovos, leite, azeite, baunilha, açúcar, açúcar claro e o sal em uma tigela de tamanho médio até bem combinado.

4. Misture a farinha e misture bem.

5. Aqueça um crepe antiaderente pan, cerca de 8 a 9 polegadas de diâmetro.

6. Despeje na panela cerca de ¼ xícara da massa.

7. agitar o frasco e para completamente revestir o antiaderente pan.

8. quando ele começa a virar marrom para cozinhar do outro lado da aleta seu crepe. Isso geralmente leva de 30 a 40 segundos.

9. do outro lado, geralmente, leva 10 segundos.

10. estar atento para evitar queimadas crepes.

11. Coloque-o sobre um prato de servir.

12. colher uma cerca de ½ xícara de morango Misture e coloque-o no meio do crepe.

13. Dobre o crepe em um semicírculo para cobrir os morangos.

14. regue os sucos da sua mistura morango para mais sabores.

15. sirva e desfrutar.

Almoço

Espinafre com salmão

Ingredientes:

1 filé de salmão (5 onças), cozido

1 xícara de folhas de espinafre

1/2 copo vermelho de uvas

1/4 xícara de cenouras

1 colher de sopa em fatias de amêndoas

1 colher de sopa secada cranberries

Misture os ingredientes: em uma tigela e
desfrutar.

Jantar:

Guisado de alcachofra

Ingredientes:

2 limões pequenos, para metade, mais suco
para enfeite

15 alcachofras de bebê

1/4 xícara de azeite extra virgem

1 cebola vermelha, em fatias finas

flocos de pimenta vermelha quente 1 colher de
chá

1/2 xícara de vinho branco seco

1 quilo de ervilhas frescas, sem casca

4 molhos de cebolinha, pontas de raiz aparadas
    e brancos e verdes cortados em pedaços de
    2 polegadas

Sal, a gosto

Moída na pimenta, a gosto

1 bando de folhas de hortelã fresca

Direções:

Encha uma tigela grande com água e esprema
    as metades de limão nele.

Remova e descarte as folhas externas difíceis das alcachofras e apare as hastes. Em seguida, corte as alcachofras ao meio e retire-lhes o afogador. Enquanto você trabalha, mergulhe as alcachofras cortados ao meio na água limão.

Em um forno holandês, aqueça o azeite em fogo médio até ficar bem quente, adicione a cebola e cozinhe até macio e translúcido, cerca de 4 minutos. Adicione os flocos de pimenta vermelha, o vinho, 1 xícara de água quente, as ervilhas e as alcachofras escorridas.

Tampe e cozinhe até que as alcachofras são ficar tenra, 10-12 minutos. Adicione o alho-poró, cobrir e reduza o fogo para ferver. Cozinhe até que o alho-poró é murchas e macios, cerca de 4 minutos. Tempere com sal e pimenta preta.

Rasgue as folhas de hortelã em pedaços e polvilhe-as sobre o guisado. Enfeite com um fiozinho de azeite e suco de limão. Sirva quente ou em temperatura ambiente.

Dia 10:

Pequeno-almoço

Smoothie de framboesa chá verde

Ingredientes:

- 1½ xícaras de gelado de chá verde

- 2 xícaras de framboesas sem açúcar (congeladas)
- 1 banana
- 1 colher de sopa de mel
- ¼ xícara de proteína em pó

1. com o seu liquidificador, coloque todos os ingredientes: e misturar.

2. Coloque em seu copo favorito e desfrutar.

Almoço:

Arroz integral cozido:

Tempo de preparação: 15 minutos: o tempo de cozimento: 30 min máx, porções: 4

Ingredientes:

1 xícara de arroz integral

1/2 xícara de pasta de noz

1/2 xícara de massa de caju

1/2 xícara de massa de amêndoa

2 xícara de leite de coco

1 colher de sopa de óleo de palma

Um punhado de coentro fresco

4 cebolas cortadas em cubos

2 pimentões vermelhos

Sal e pimenta a gosto

1 colher de sopa de cominho

Direções

1. em uma panela de pressão, frite o arroz e a cebola

2. Misture os cogumelos e os pimentões

3. Despeje o leite

4. Tempere com sal e pimenta

5. Tampe e cozinhe por cerca de 30 min

6. Solte a pressão e sirva quente

Jantar

Costeletas de porco Auted

Ingredientes:

4 costeletas de porco

1 cebola, picada

¼ xícara de manteiga

1 colher de chá. sal

¼ colher de chá. pimenta

pitada de salsa

smidgin de alho em pó

½ xícara de pimentão, picado

Direções:

Pré-aqueça a frigideira em fogo alto por 3 minutos.

Refogue ' 1 picado ¼ xícara de manteiga e cebola. Em seguida, colocar as 4 costeletas de porco na frigideira, em fogo médio. Refogue ' para cerca de 1 ½ minutos, depois vire as costeletas de porco.

Traço com 1 colher de chá. de sal e ¼ colher de chá. de pimenta, uma pitada de salsa e um smidgin de alho em pó. Em seguida, adicione ½ xícara de pimentão verde picado, por cima das costeletas de porco.

Reduza o fogo e deixe ferver até pimentas são amaciadas, cerca de 8 minutos.

Dia 11:

Pequeno-almoço

Muffins de maçã de gengibre

Ingredientes:

• 2 xícaras de farinha de trigo

- Taça ⅔ dos grânulos de açúcar ou adoçante
- 1 colher de sopa de fermento em pó
- ½ colher de chá de sal
- canela em pó 1 colher de chá
- 1 colher de chá de gengibre de chão
- ¾ xícara de leite evaporado de amêndoa
- 1 xícara de maçã picada
- ½ xícara de banana madura e purê
- 1 colher de sopa de vinagre de maçã
- ½ xícara de gengibre cristalizado (picado)

Preparações

1. prepare seu forno pré-aquecimento-lo em 400° F.

2. você pode usar forros de papel, ou se você estiver usando um muffin pan, lubrificá-la levemente.

3. em uma tigela média, misture farinha, açúcar, fermento em pó, sal, canela e gengibre.

4. Reserve e misture o leite, maçã, banana e vinagre em uma tigela grande

5. em seguida, misture a mistura de farinha, até misturar bem.

6. encha seus copos do queque em apenas cerca de ⅔ completo.

7. Inicie o cozimento por cerca de 15 a 20 minutos

8. inserir o palito no centro, se ele sai limpo, então você está feito.

9. sirva com seu suco preferido e ter um dia saudável.

Almoço:

Espaguete com anchovas

Ingredientes:

-espaguete ¾ lb

-5 anchovas de tamanhos médias

-Azeite de oliva

-Conservas de tomate

Preparação:

1. Coloque as anchovas em uma peneira e mergulhe rapidamente em água fervente para soltar as peles e remover o sal.

2. pele e osso--los.

3. pique-os e coloque sobre o fogo em uma panela com uma quantidade generosa de óleo e um pouco de pimenta.

4. faça não deixe-os ferver, mas quando eles estiverem quentes, adicione duas colheres de sopa de manteiga e três ou quatro colheres de sopa de suco de tomate concentrado feito cozinhando conservas de tomate em baixo e esfregando por uma peneira. Ferva o macarrão na água que é apenas ligeiramente salgada e tome cuidado para não deixá-lo a tornar-se demasiado mole.

5. Escorra bem e coloque-o no prato quente em que está a ser servido.

6. Despeje o molho sobre o macarrão, e se você deixou o último ininterrupta em estilo italiano mistura levantando o espaguete com dois garfos de prata até molho foi-se princípio ao fim. Sirva com queijo ralado.

Jantar:

Frango Rochambeau

Ingredientes:

4 peitos de frango

4 fatias grossas de pão

4 fatias grossas de presunto

4 copos de vinho tinto

1 pote de molho de bearnease

1 punhado grande de salsinha picada

Sal e pimenta

1 limão

Preparação

Cozinhe o limão, folhas de baía, salsa sal e pimenta em duas polegadas de vinho por dez minutos antes de adicionar o frango para escalfar suavemente até ficar cozido.

Dia 12:

Pequeno-almoço

Pão de farinha de milho

Ingredientes:

• Amarelo farinha de milho

• Secada cogumelos

• Queijo parmesão

• Manteiga

• Creme

• Sal

O dia antes que este prato é para ser servido,
cozinhar o fubá muito cuidadosamente com
água apenas suficiente para torná-lo muito
dura. Se tornar legal em apenas a forma do
prato em que cozinhou.

No dia seguinte tomar este mesmo prato, manteiga-
lo e polvilhe com farinha de rosca. Corte o
molde da farinha de milho em fatias
horizontais aproximadamente ¼ de polegada
grosso. Colocar a fatia superior no fundo do
prato onde ele se encaixa.

Dot com dois ou três pequenos pedaços de
manteiga e cogumelos secos, três ou quatro,
que tiveram a água fervente derramada sobre
eles e embebido de algum tempo. Umedeça
com o creme e polvilhe com queijo parmesão
ralado.

Repita o pedaço por pedaço até a forma estiver
concluído. Na última fatia Coloque apenas dois
pontos de manteiga.

Colocar em forno moderado e asse a três horas. Se
no final deste tempo deve haver muito líquido
em cima Despeje esta a ser usado para o

tempero de algum outro prato, tais como esparguete, arroz ou macarrão e continue cozinhando até que o líquido deixa de ooze.

Almoço:

Salada de espinafre bife de flanco

O filé é um corte especialmente magra, o que o torna uma escolha superior para aquelas refeições ocasionais quando você gostaria de servir carne vermelha. Incorporá-lo em uma salada faz a carne e seu dólar de supermercado, ir muito mais longe.

Ingredientes:

• 1 quilo de filé

• 1 colher de chá azeite de oliva extra virgem

• 1 colher de sopa de alho em pó

• 1/2 colher de chá de sal

• 1/2 colher de chá de pimenta preta moída na

• 4 xícaras de espinafre folhas

• 10 tomates-cereja, cortadas ao meio

- 10 cogumelos cremini ou branco, fatiado

- 1 cebola roxa pequena, em fatias finas

- 1/2 pimentão vermelho, em fatias finas

Pré-aqueça a grelha. Forre uma assadeira com papel alumínio.

Esfregue a parte superior do bife com o óleo de oliva, alho em pó, sal e pimenta e deixe descansar por 10 minutos antes de colocar no forno. Grelhe por 5 minutos de cada lado para mal passado. Deixe a carne repousar 10 minutos sobre uma tábua.

Enquanto isso, em uma tigela grande, combinar o espinafre, tomates, cogumelos, cebola e pimentão e misture bem.

Para servir, divida a salada entre 4 pratos de jantar. Cortar o bife na diagonal e coloque 4 a 5 fatias no topo de cada salada. Sirva com o vinagrete favorito. Serve 4

Jantar:

Goulash húngaro:

Ingredientes:

2 libras ensopado de carne, corte em cubos de 1"

1 cebola grande, em fatias

1 dente de alho, picado

1/2 xícara de catchup

2 colheres de sopa de molho de Worcestershire

1 colher de sopa de açúcar mascavo

2 colheres de chá de sal

2 colheres de chá de páprica

1/2 colher de chá de mostarda seca

1 xícara de água

1/2 xícara de farinha

Instruções

Adicione a carne em cubos stewing para uma
panela e cubra com as cebolas em fatias.

Em uma tigela grande misture a mostarda, colorau,
sal, açúcar, Worcestershire molho, ketchup e
alho. Misture com a água e despeje sobre a
carne.

Defina seu fogão lento em um baixo ajuste e
cozinhe por 8 a 9 horas.

15 minutos antes de servir vire a fogão configuração
de alta.

Adicione a farinha para uma pequena quantidade
de água e misture bem, adicione à mistura de
carne e mexa.

Deixe engrossar por 10 a 15 minutos.

Sirva com arroz branco quente.

Dia 13:
<u>Pequeno-almoço</u>

Burrito do pequeno almoço

Ingredientes::

2 envolvimentos lavash

4 ovos inteiros

2 cachos de espinafre

1 tomate, picado

corte de cogumelos 1 xícara fatiada

1 dente de alho

sal

Pimentas

Óleo de coco ou óleo de sua escolha.

Preparação:

Em uma tigela, misture 4 ovos, sal e pimenta.
Misture bem com um batedor de arame.
Enquanto a maioria voarão ovo mais macio.

Em uma frigideira, cozinhe o alho, espinafre,
cogumelo e tomate com óleo de coco.

Em uma frigideira antiaderente cozinhe o ovo
previamente batido.

Em seguida, coloque o recheio no envoltório lavash
e rolo. Segura o rolo com um palito.

Almoço:

Forno escalfado bacalhau:

Bacalhau é um peixe firme e suave que é uma
excelente fonte de gorduras omega-3. Ele
cozinha facilmente, assume os sabores de
outros ingredientes: prontamente e não é
muito caro, então é particularmente adequado
aos noviços de frutos do mar. Se você tiver uma

frigideira do forno, esta é uma refeição de um prato que faz para fácil limpeza.

Ingredientes:

• filetes de bacalhau 4 de (6 onças)

• 1/2 colher de chá de sal

• 1/2 colher de chá de pimenta preta moída na

• 1/2 copo vinho branco seco

• 1/2 xícara caldo de frutos do mar ou vegetais

• 2 dentes de alho, picado

• 1 folha de louro

• 1 colher de chá picado de sálvia fresca

• raminhos de alecrim 4 para enfeite

Pré-aqueça o forno a 375° F.

Tempere cada filé com sal e pimenta e coloque em uma frigideira grande refratário ou assadeira. Adicione o vinho, estoque, alho, folha de louro e sage e capa. Asse até o peixe flocos facilmente com um garfo, cerca de 20 minutos.

Use uma espátula para remover o filé da frigideira. Lugar do caça furtiva líquido sobre fogo alto e cozinhe, mexendo frequentemente, até reduzido pela metade, cerca de 10 minutos. (Fazer isso em uma panela pequena se você usou uma assadeira.)

Para servir, coloque um filé em cada prato e regue com o líquido reduzido de caça furtiva.

Decore cada um com um raminho de alecrim fresco.

Serve 4.

Jantar:

Frango fazenda legal

Ingredientes:

peito de frango desossado 1 1/4 lb

mistura de taco seco 1 envelope ou alternativamente, 2 colheres de sopa caseira

1 envelop seco molho mix ou 1 colher de sopa caseira

1 1/2 xícaras de caldo de galinha

1 xícara de arroz

Direções:

1. em uma tigela pequena, combine o caldo de galinha, o molho e a mistura de taco.

2. Adicione o frango para uma panela e cubra com a mistura de caldo de galinha.

3. Gire a panela para uma configuração baixa e cozinhe coberto por 4 a 5 horas.

4. Retire o frango da panela e desfie com dois garfos.

5. devolva o frango para a panela e cozinhe por mais 25 a 30 minutos.

6. Adicione o arroz para uma panela de água fervente; Adicione um pouco de sal a gosto e deixe cozinhar até que o arroz esteja macio.

7. sirva com arroz integral e tacos.

Dia 14:

Panquecas

Ingredientes:

2 1/2 xícaras de farinha (Universal)

2 1/2 xícaras de água

4 colheres de sopa de açúcar (granulado)

2 colheres de sopa de óleo de canola

4 colheres de chá de fermento em pó

1 colher de chá de sal

Em uma tigela grande adicione as 2 1/2 xícaras de farinha de trigo, 4 colheres de sopa de açúcar granulado, 4 colheres de chá de fermento em pó e 1 colher de chá de sal e misture.

Adicionar lentamente as 2 1/2 xícaras de água e 2 colheres de sopa de óleo de canola e mal, mexa para misturar. A mistura irregular é de se esperar.

Aqueça uma frigideira grande ou chapa com um pouco de óleo de canola na cabeça média alta.

Concha de massa na chapa quente ou no pan e permitir sentado até que as bordas tornam-se secas e as bolhas se formam em direção ao meio.

Delicadamente entregá-las para dourar do outro lado. Sirva quente com xarope de bordo regado.

Almoço:

Pernas de frango assado balsâmico

pernas de frango cru • 2 lbs.

- 2 colheres de sopa de vinagre balsâmico

- 2 colheres de sopa de azeite

- 1 colher de chá de cebola em pó

- Salt e pimenta a gosto

Preparação:

1. pré-aqueça o forno a 375° F e Unte levemente um assadeira de vidro.

Jantar:

Caçarola de macarrão de galinha cozida

Ingredientes:

2 desossados peitos de frango sem pele, picado

noodles de ovo 1 12-Bolsa Onça

1 (10 ¾ onça) pode creme de sopa de frango

Leite desnatado

1 ovo grande, batido

2 xícaras, fatiado de cogumelos

1 ½ xícaras de queijo ralado

Instruções:

1. pré-aqueça o forno a 350° F (175° C).

2. Misture o frango e macarrão em uma caçarola.

3. Despeje a sopa em uma tigela e depois encher a lata com leite e despeje-o em.

4. Bata a sopa e leite no ovo, em seguida, misture em uma caçarola com os cogumelos.

5. Cubra o prato com papel alumínio e asse por 30 a 40 minutos até que aquecido completamente.

6. descubra e polvilhe com o queijo.

7. Asse por mais 5 minutos ou mais até que o queijo derreta.

Dia 15:
Pequeno-almoço

Waffles de pão de trigo

Ingredientes:

2 xícaras de farinha de espelta

4 colheres de chá de fermento em pó

2 ovos grandes, batidos

1 ¾ xícaras de leite, 2%

1/4 xícara de açúcar, cru

1 colher de chá de sal

1/4 colher de chá canela, terra

1. pré-aqueça o ferro de waffle para fogo médio.

2. em uma tigela grande, misture a farinha, fermento em pó, ovos, leite, açúcar, sal e canela.

3. Despeje a mistura na máquina de waffle.

4. Asse até feito em ambos os lados.

Almoço:

Guisado de carne de fogão lento

Ingredientes:

lbs 4 desossado fundo redondo, picado

3 a 4 colheres de sopa de farinha

2 colheres de sopa de azeite

2 cebolas grandes amarelas, picadas

2 xícaras de cenoura picada

4 xícaras de cubos de batata do ouro de Yukon

1 tomate (6-onça) pode

2 xícaras de estoque ou caldo de carne

1 copo vermelho vinho, seco

Sal e pimenta a gosto

Instruções:

1. Aqueça o azeite em uma frigideira grande em fogo médio-alto.

2. Misture a carne com a farinha, em seguida, adicioná-lo para a frigideira, cozinhe por 2 a 3 minutos até dourar.

3. Misture a carne, cebola, tomate, cenoura e batata em um fogão lento.

4. Misture o caldo de carne e vinho até que bem combinados, em seguida, cubra a panela.

5. Cozinhe em fogo baixo por 7 a 8 horas ou em fogo alto por 4 horas até que a carne esteja cozinhada.

6. Tempere com sal e pimenta a gosto e sirva quente.

Jantar:

Mexilhões com vinho branco

Mexilhão cozido em vinho branco é um prato tradicional servido tudo sobre o Mediterrâneo. Ele está pronto em minutos, muito impressionantes e não pode ser batido por puro conforto quando servido com pão duro para sopping os sucos.

Ingredientes:

• mexilhões frescos, ao vivo de 4 quilos

• 2 copos vinho branco seco

• 1/2 colher de chá de sal

• 6 dentes de alho, picado

• 4 colheres de chá de cebola em cubos

• 1/2 xícara de salsa fresca, dividida

• 4 colheres de azeite extra-virgem

• Suco de 1/2 limão

Instruções:

Em uma peneira grande, esfregue e lave os mexilhões em água fria. Rejeite qualquer mexilhões que não feche quando aproveitado. Use uma faca para remover a barba de cada mexilhão.

Em uma panela grande em fogo médio-alto, traga o vinho, sal, alho, cebolinha e 1/4 xícara de salsa para ferver constante.

Adicione os mexilhões, tampa e cozinhe apenas até que todos os mexilhões abertos, 5 a 7 minutos. Não cozinhe demais.

Usando uma escumadeira, divida os mexilhões entre 4 tigelas grandes, superficiais.

Adicione o azeite de oliva e suco de limão para a panela, mexa e despeje o caldo sobre os mexilhões. Enfeite cada porção com 1 colher de sopa da restante salsa fresca e sirva com uma baguete crocante, de integrais.

Serve 4.

Capítulo 9 — Dicas para ser motivado

Plano de refeição saudável não precisa necessariamente de ser complicado. Não se trata de ser complacente com todos daquelas dietas muito restritivas e apertadas que podem até levar ao "modo de sobrevivência" ou deficiências nutricionais. Um plano de dieta saudável é um plano de refeições que promove o bem-estar geral com alimentos naturais e é muito básico, simples e fácil de seguir.

Aqui estão seis dicas para seguir um plano de refeição de dieta saudável.

1. não significa privação

Você já tentou dietas no passado que privá-lo de alimentos, especialmente aqueles ricos em carboidratos e gorduras? Tem que avaliar cuidadosamente sua ingestão de calorias? Perder peso e ser saudável não devem ser assim. Você ainda merece todos os mimos que você está acostumado. Nem todos os carboidratos e gorduras são ruins; alguns são necessários para o nosso corpo.

2. sempre lembre-se: tudo com moderação

Não precisa eliminar certos alimentos completamente de sua dieta. É terrível quando você não é capaz de apreciar o que você come. Coma uma variedade de alimentos, mas apenas certos alimentos com moderação. Você sempre pode comer legumes e frutas ilimitadas. Desta forma, você pode ainda incluir tudo em sua dieta sem muito esforço de evitar alimentos seu gatilho.

3. dar um passo de cada vez

Seus objetivos devem ser realistas e atingíveis. Alterações de peso perda e dieta não devem ser drástico, mas um pouco lento e constante. Grande sucesso vem de pequenas melhorias. Comece com pequenos passos ao invés de grandes saltos que você não será capaz de aderir.

4. educar-se

Eduque-se sobre nutrição e quais os alimentos que são certo para você e por quê. Saturada e gordura trans deve ser evitada, assim como também os maus carboidratos. Escolha os tipos de orgânicos e naturais dos alimentos.

5. integração de estilo de vida

Fazer comer saudável e exercer uma parte da sua rotina e cotidiano. Não deve ser difícil porque você não será forçado a aderir a certas medidas ou restrições.

6. motivar-se

Motive-se com metas e realizações. Quando você quer alcançar seus objetivos, você trabalha para ele. Quando você verá resultados em tempo, você estará inspirado para sustentá-la e, eventualmente, obter mais resultados.

Comer saudável não é sobre métodos rigorosos de dieta, mas é sobre como escolher o direito alimentar, mudar seus hábitos alimentares e tenha cuidado com o que você come.

Capítulo 10: Exercitando a disciplina

Se um está tentando manter uma rotina de exercícios, concentre-se no seu exercício como uma oportunidade para melhorar sua capacidade de disciplinar a mesmo. Use as dicas abaixo para usar a sua rotina de exercícios como uma maneira de incorporar a auto-disciplina em sua vida e alcançar o desenvolvimento pessoal positivo.

Se você não está trabalhando para fora tanto quanto você gostaria de, ou se você parou de exercer por algum motivo, começa o exercício novamente. Não importa o que você faz no primeiro dia do salto, começando seu exercício de rotina, simplesmente deixar de lado o tempo para exercício e gastar esse tempo fazendo algum exercício físico, se ele está indo para a academia ou dar um passeio.

Não inclui atividades que são físicos, mas tem outros fins primários como parte de sua rotina de exercícios. Por exemplo, se você limpar a casa, não considera essa atividade como a obtenção de seu exercício para o dia.

Adicione exercícios a sua rotina para melhor atingir seus objetivos de saúde. Por exemplo, se você levanta pesos ou fazer abdominais para fazer seu corpo parecer bom, considere se você gostaria de incluir cardio como parte de sua rotina de exercícios.

Evite comer mais quando se sentir com fome após o exercício a fim de maximizar sua capacidade de atingir e manter objetivos de gestão de peso. Simplesmente porque você está se exercitando você não deve aumentar sua ingestão de calorias a menos que você tenazmente está treinando durante horas por dia.

Priorize o treinamento a fim de maximizar o seu potencial de auto-disciplina. Você pode facilmente determinar se você te priorizado atividade por considerar se você tende a ignorar em dias ocupados. Considere as atividades que você não ignorar até mesmo em seus dias mais movimentados como comer ou ver televisão e priorizam deliberadamente o exercício como uma das atividades que você faz, independentemente de como você é ocupado.

Uso a rotina que você estabelecer para o exercício como um meio de criar uma rotina para usar sua auto-disciplina para realizar objetivos adicionais. Por exemplo, uma vez que você experimentou a prática da autodisciplina furando com uma rotina de treinamento, tente instituir a mesma prática para a limpeza de sua casa ou pagar suas contas.

Inclua sua rotina na sua conversa para ajudar a manter sua motivação. Comunicar o seu compromisso de auto-disciplina através do exercício também pode envolver outros tentando incorporar uma rotina própria. Você também pode aprender com os outros como eles ajudaram a si para ficar com seu programa.

Tente adicionar cinco minutos de treinamento para sua rotina de exercícios a cada três meses. Aumentando gradualmente o tempo que você vai melhorar os benefícios de saúde que você conseguir de exercício, melhorando sua capacidade de disciplinar a mesmo.

Escute o que você diz aos outros sobre o que você está fazendo e evitar falar disso negativamente. Enquanto muitas pessoas exercem, há também aqueles que murmuram e reclamam disso. Em vez de reclamar, você deve praticar falando positivamente sobre sua rotina de exercícios, como parte de sua abordagem para apoiar seus esforços na auto-disciplina.

Autodisciplina pode ser uma parte importante de um desenvolvimento pessoal, ajudando a maximizar a sua capacidade de alcançar objetivos específicos. Use as dicas acima para usar o exercício como um meio de treinar-se para incorporar auto-disciplina em sua abordagem para auto-aperfeiçoamento.

Temos mais energia - quando nós diretamente trabalhar nossos músculos dá nosso corpo e cérebro um impulso e estimula hormônios 'se sentir bem'. Este, por sua vez, dá o nosso humor e níveis de energia de um impulso.

Podemos queimar gordura melhor - quando aumentamos nosso tônus muscular aumentar a nossa taxa metabólica, que significa que queimar mais combustível (calorias) cada minuto do dia e da noite. Isso nos ajuda a perder peso de gordura em excesso e em seguida, manter essa perda.

Podemos aliviar os níveis de alta tensão - nossas vidas modernas ocupadas executando a tal um rápido ritmo muitas vezes ficamos com mais alto que eles devem ser os níveis de hormônio do estresse (cortisol). Isto o coloca em risco nossa saúde como os níveis hormonais desequilibrados prepararam o palco para a doença definir. Uma pessoa continuamente estressada, muitas vezes, tem níveis de gordura corporal elevada e tende a armazenar gordura dentro e ao redor da área abdominal, que é extremamente saudável.

Melhoramos nossa perspectiva sobre a vida, quando nós somos fortes e em forma - quando temos alguma auto-disciplina em nossas vidas que transborda em muitas outras áreas da nossa vida e melhora-los. Quando você faz promessas para si mesmo e mantê-los, você vai sentir um sentido de realização e orgulho.

A habilidade de autodisciplina não é tão popular quanto costumava ser. Muitas pessoas acreditam que isso significará a sair da sua zona de conforto ou é algo para o cesto 'muito difícil'. Ainda a autodisciplina de um par de sessões de exercício cada semana realmente lhe dará mais ferramentas e o poder de reduzir falhas em vários outros objetivos de vida.

Você pode ver que seu corpo é o movimento físico vigoroso que foi projetado para a dar muito mais do que apenas sobre o aspecto físico. Você tem outros objetivos na vida que você deseja ser bem sucedido em - carreira, família, relacionamentos ou hobbies? Quando você praticar autodisciplina você será o desenvolvimento do melhor sistema de piloto automático ou o controle de cruzeiro que você poderia desejar - algo tão inestimável, que nenhuma quantidade de dinheiro pode comprar.

Capítulo 11: Aquecer rotina de exercício

É muito importante discutir por que você deve fazer um aquecimento rotina antes de engajar-se em qualquer treinamento físico exigente. Muitas pessoas trabalham e repetidamente ignoram passando o warm up palco antes do exercício, completamente sem saber as consequências que isso pode trazer.

Por que aquecer? Uma vez que o corpo se envolve em atividade física sofre várias alterações: taxa respiratória e aumento de fluxo de sangue, mais oxigênio e energia é entregues para as células. A taxa de aumento deve ser linear e preparar seu corpo para o esforço físico que os próximos exercícios vão colocar nele. Se você deixar esta fase de preparação, seu corpo irá funcionar menos eficientemente e sua rotina de exercícios não irá produzir tão bons como os resultados como poderia. Aquecimento lubrifica as articulações e solta os músculos e que são menos propensos a sofrer uma lesão. Também dá o coração um período de ajuste muito necessária de bombear sangue e nutrientes para os músculos.

O que constitui um rotina de aquecimento adequado? Basicamente qualquer rotina que faz o coração bate mais rápido sem muita pressão é um bom aquecimento rotina. Você pode simplesmente caminhar ou correr... Se o equipamento cardiovascular está em mãos, como uma bicicleta estática ou uma máquina de execução epileptical, é preferível usá-los. Começar em um ritmo moderado e em seguida aumentar lentamente o ritmo até seu coração bater taxa aumenta e se eleva a temperatura do seu corpo. Note que é muito importante que este ritmo está relacionado com seu nível de condicionamento físico atual, que o warm up de rotina deve deixá-lo energizado; não esgotam.

Trabalhar até suar luz por cerca de 5 minutos e depois passa para o alongamento dinâmico. Alongamento ajuda na melhoria da flexibilidade global. O tipo de exercício de alongamento depende de que tipo de treino você vai fazer. Certifique-se que os grupos principais músculos são alongados por período mínimo de 10 segundos e mantenham os pés em movimento ou exercem as pernas para evitar que sangue pool nas pernas. Lembre-se, esticar apenas se você já tiver aquecido com seus músculos. Além disso, não salte ao alongamento. Isso poderia levar a uma contração que, por sua vez, pode resultar em desgaste muscular ou puxar.

Agora que você está totalmente aquecendo e esticado, você pode começar o treino principal, mas lembre-se: é igualmente importante para deixar seu corpo arrefecer esta rotina principal. Você deve deixar de exercer abruptamente, sangue irá reunir no músculo e bloquear o suprimento de oxigênio. Quando isso acontece, cólicas são a menor das suas preocupações; na verdade, você corre o risco de ter um ataque cardíaco. Você deve dar a mesma importância para arrefecimento como para aquecimento. Aquecimento para baixo é feito basicamente da mesma forma como o aquecimento, apenas diminuir a velocidade do seu exercício em vez de aumentá-la ou taxa

Exercício é bom para sua saúde, se você tomar todas as precauções necessárias. Desta forma que você vai não só maximizar os resultados do seu treino, mas você também será salvo e permanecer saudável.

Capítulo 12: Rotina semanal de exercícios

Para alcançar o melhor da saúde, você precisa ser realista. Você não pode alcançar seus objetivos durante a noite. Você deve estar disposto a trabalhar duro para isso. Em média, você pode perder em torno de £ 1,5 por semana, se você está tentando perder peso. Furar a esse número e você encontrará muita diversão a perder peso. Perder peso não é sobre a morrer de fome. Tudo o que você tem que fazer é seguir o direito dieta e exercício regime. É até possível que recompensar-te com a tua comida favorita quando você realizou seus objetivos. A tentação está sempre lá, mas se você está determinado a perder peso, você não vai dar ele.

Você vai precisar do apoio de sua família e amigos. Para se manter saudável, você tem que dizer a seus entes queridos sobre suas metas. Sua família e amigos podem fornecer o apoio necessário e motivação para ajudá-lo a manter o foco em seus objetivos. Desejos será sempre um problema. Ninguém é perfeito, e se você erra, você não deve perder a esperança. Você é que não o único lutando para manter um corpo saudável.

Faço questão de ter pensamentos positivos. Se você estiver insatisfeito com os resultados, você tem que usá-lo para esforçar-se melhor no próximos dias ou meses. Encontre uma dieta que funciona para você. Você pode até mesmo falar com um nutricionista ou dietista. Um especialista pode projetar um plano de refeição que você pode seguir se você está determinado a manter um corpo fisicamente apto e saudável.

Para obter a motivação certa de fazer exercícios regularmente, você tem que certificar-se de que você ama o treino. Como uma pessoa da família, há uma necessidade de deixar de lado um tempo que é exclusivamente para você. Isto também irá servir como a melhor época para fazer exercícios que irão mantê-lo saudável. Manter o controle de suas calorias. Você tem que conseguir a quantidade recomendada de calorias dependendo de sua idade ou sexo. Tenha sempre em mente que quando você se exercita, você também terá de queimar algumas calorias.

Se divertindo com o semanário exercer a rotina é importante. Visualização também lhe fará bem. Só colocar desta forma - quando você se exercita, você pode conseguir um corpo mais magro em um futuro próximo. Finalmente, você pode usar seu vestido favorito ou roupa. Faço questão de ler revistas também. Revistas de fitness irão mantê-lo motivado.

A comunidade on-line também é muito favorável, quando se trata de manter uma saudável e corpo em boa forma física. Você pode participar de blogs e fóruns para compartilhar suas opiniões sobre um estilo de vida saudável. As recompensas que você vai colher se você se exercita regularmente são difíceis de ignorar, então fique motivado!

Você quer que o corpo não só porque atrairá mais caras, mas porque você está cansado de olhar para o espelho e não gostar, o que você vê.

Primeiro de tudo, vamos ser bem honesta: o estilo de vida da média americana não se presta para fazer exercícios regularmente. Quando exatamente você deveria para encaixar exercícios? Às 6 da manhã antes de ir para trabalhar? Às 6 da noite quando você está morto de cansado depois do trabalho? Às 9 da noite quando você só quer relaxar na frente do tubo?

Não, nossos estilos de vida modernos não inclui muito tempo para o exercício, então mesmo se você é capaz de esculpir um pouco de tempo para se exercitar, você está de parabéns. É na verdade um super inteligente da sua parte. Você não só vai olhar melhor, mas você também vai se sentir melhor e dormir melhor. Eu sei que você já leu isso antes, mas é verdade: nossos corpos foram feitos para mudar, pelo menos parte do tempo. Sentado na cadeira o dia todo não é certamente a melhor receita para a saúde física e mental superior. Você vai se tornar mais do que você deveria ser como um ser humano como você exercitar um pouco.

Então, é o desejo, o calendário foi criado e você está pronto para começar. Agora o que? Aqui estão algumas das dicas para ajudar você a começar a sua nova rotina de exercícios:

1) fazer o exercício de um caso social.

Muitos uma pessoa bem intencionada prometeu bater esteira várias vezes por semana. Você pode ser uma daquelas pessoas fortes que são capazes de ter esse tipo de autodisciplina para executar sozinho em seu porão, mas amigos de treino mais bem sucedidos você dirá que ter pessoas ao seu redor quando você se exercita é crucial. Isso não significa que você tem que correr no parque no short shorts bem na frente de todos os homens de idade nos bancos. Isso significa que você provavelmente estarão mais apto para ficar com sua nova iniciativa, se você encontra um parceiro de treino ou participar de um clube de saúde com classes que você pode tomar.

Em muitas dessas classes, você será capaz de criar um sistema de responsabilização instantâneas que te deixará voltar semana após semana. Nas primeiras vezes que seu novo amigo diz: "onde você estava na semana passada? Você não vai conseguir tudo o que você pode com este se vir a todas as outras sessões, "você estará muito mais motivado do que você normalmente seria. Faça a sua nova rotina de exercício social. Encontrar um parceiro de jogging/corridas, participar de um clube de saúde, inscrever-se em classe. Tudo isto irá ajudá-lo a cumprir seu juramento.

2) não faz exercício excesso no início

Não tente perder 5 quilos em seu primeiro treino. O erro que cometem muitos novos fãs de exercício vai demasiado cedo. Em outras palavras, não tente fazer esse exercício todo que você baixou desde o tempo da Internet a primeira que tenta executá-lo. Você vai se tornar exausto e você será dolorida da cabeça ao dedo do pé no dia seguinte. Então o que?

Você não vai sentir como se exercitar para 4-5 dias, você vai ter ocupado novamente e sua nova rotina pode ser terminada após apenas uma tentativa. Isso não é muito de uma rotina!

Em vez disso, fazer aproximadamente 1/2 a 1/3 de qualquer rotina que você adotar e sua maneira de trabalhar. Outra consequência da malhando muito difícil pela primeira vez, ou duas é que pode se arrastar por dias depois e ser mais vulneráveis à doença por causa de seu estado de fraqueza. Pergunte por aí e ver se alguém em seu escritório pode contar uma história sobre isso. Acontece que todas as pessoas do tempo trabalham duro para fora, ficar doente, então pare. Ser paciente com você mesma e trabalhar para fora o suficiente para sentir-se cansado, mas não se zangue. Agir com precaução. Você tem tempo de sobra para cumprir a rotina de exercícios da Marinha que que você encontrou on-line. Ainda não estás em forma de selo! Dê-se tempo.

Seguindo estes dois passos simples, sua nova rotina de exercícios tem uma chance muito maior de sucesso. Torná-lo social, mas não exagere no início. Você está apontando para resultados a longo prazo. Sair para um bom começo é crucial.

Capítulo 13: Guia do novato eficaz dieta cetogênica

Dieta cetogênica: Definido e explicado!

A dieta cetogênica é uma terapia dietética que é muito rico em gordura e extremamente pobre em proteínas e carboidratos. Seguindo a dieta cetogênica, fluidos e ingestão de alimentos são precisamente medidos e pesados. Basicamente, existem três coisas que você precisa fazer quando aplicar a dieta cetogênica:

☐ ***Maximizar sua ingestão de gordura***
☐ ***Comer menos proteína.***
☐ ***Limitar sua ingestão de carboidratos***

Em Ketogenic diet, carboidratos bons e carboidratos ruins estão fora da lista. Sim, digo adeus a seu macarrão, arroz, pão, etc e todos os alimentos ricos em amido. No entanto, restringir carboidratos também significa que você pode levar até 30g por dia. Por exemplo, uma única banana média tem cerca de 30 gramas de caranguejos. Proteína só pode ser consumida em uma quantidade restrita.

Pelo contrário, você vai estar consumindo gordura – e tome nota, muita. A ideia é tornar as gorduras a fonte primária de energia do corpo. Como há uma ausência de carboidratos, as gorduras são processadas pelo fígado e são quebradas em ácidos graxos e 'Cetonas'. Seu corpo então funcionará em cetonas, em vez de glicose. Glicose é o subproduto de hidratos de carbono. Para determinar, se seu corpo tem alcançado um estado de cetose, você pode executar testes de sangue ou urina para verificar a presença de cetonas. Um exemplo de um kit caseiro usado por ceto-dieters é o Ketostix, que está disponível ao balcão.

Espere, isto soa familiar?

Bem, você pode ter confundido com a dieta de Atkins. Na dieta Atkins, você também precisará alcançar cetose no início da dieta. Esta é a primeira fase. No entanto, isso exigiria apenas indivíduos ir para um estado' suave', mas permitiria ainda mais hidratos de carbono em comparação com dieta cetogênica.

O início da dieta cetogênica – é na verdade médica!

Embora dietas cetogênica parece ser uma relativamente novo dieta terapia como Paleo e Atkins, na verdade foi ao redor por quase um século. A dieta em si originalmente era (e ainda é) para tratar a epilepsia. A presença de cetonas na corrente sanguínea ajuda a suprimir as apreensões entre indivíduos epilépticos. Note que mesmo as crianças foram submetidas a dieta cetogênica. Foi desenhado por Dr. Russel Wilder na clínica Mayo em 1924. No entanto, apesar da eficácia da dieta cetogênica, tornou-se obsoleto devido ao aumento de drogas anti-apreensão na década de 40.

Como a dieta cetogênica promover a perda de peso

Dr. Susan Kleiner, consultora de nutrição superior que já trabalhou com atletas de destaque Olimpianos da NBA e NFL mencionou que para alcançar o estado de cetose, é necessário obter 90% de sua ingestão de calorias de gorduras. Os 10% restantes podem ser derivados de proteínas e carboidratos. Vegetais podem ser comidos com moderação. Então, como uma baixa de nenhuma dieta de carboidratos pode promover a perda de peso?

Irônico, seu corpo perde peso devido à sua enorme consumo de gordura quando se faz este tipo de terapia de dieta. Quando seu corpo está em estado de cetose, sua gordura corporal é utilizada como sua principal fonte de energia. Além disso, como você diminuir sua ingestão de carboidratos, você está aprendendo suprimir seus desejos para eles. Isso também ajuda o processo de perda de peso. Outra razão por que você perde peso muito rapidamente na dieta cetogênica é porque seu peso de água também diminui. Hidratos de carbono pesam três vezes o seu peso normal na água. Quando você eliminar os hidratos de carbono em seu sistema, você também vai perder muito do peso da água. Além disso, o teor de gordura do abacate, ovos, queijo e nozes também tendem a esmagar os desejos.

Capítulo 14: Além da perda de peso: Noções básicas sobre os benefícios da dieta cetogênica

Então, por que saltar sobre o bandwagon de dieta cetogênica? Você pode estar se perguntando sobre o porquê depois de tantos anos, dieta cetogênica manteve-se relevante, apesar de todas as outras terapias de dieta existentes até à data. A razão-ciência e saúde. As obras de dieta cetogênica caminho é apoiada pela ciência e tem sido utilizada com fins médicos por quase um século. Na verdade, além de usar essa terapia para ajudar pacientes epilépticos, a dieta cetogênica também está sendo estudada para seu potencial na facilitação de paciente com câncer. Agora, vamos dar uma olhada mais de perto para os diferentes benefícios que possivelmente obtidos com dieta cetogênica.

Top 7 benefícios da dieta cetogênica

Benefício #01: Ele dispara sua fome. A sério!

Dieta, muitas vezes resulta em fazer as pessoas sentir-se miserável, porque eles tendem a ceder a sua fome. É perfeitamente normal para enfrentar a intensa fome depois de uma intensa dieta. No entanto, com a dieta cetogênica, o baixo-carb para n-carb dieta realmente funciona porque a falta de carboidratos reduz o apetite naturalmente. Alguns estudos descobriram também que, quando as pessoas se acostumaram a comer mais gorduras, eles têm a tendência a comer uma quantidade muito menor de calorias. O mesmo conceito também foi destaque no American Journal of Clinical Nutrition em 2007. De acordo com o estudo, uma das maiores vantagens da dieta cetogênica é que permite uma redução drástica na ingestão de calorias, que também, em troca, drasticamente elimina a fome voraz

Benefício #02: As pessoas têm vindo a perder peso rápido graças ao estado de cetose.

Esgotar o carburador no corpo é uma das melhores e eficazes maneiras de perder peso. Há diversos estudos comprovando como dieta baixa em carboidratos tende a facilitar a perda de peso, melhor e mais rápido do que uma dieta de baixo teor de gordura. Na verdade, perder peso através de dieta baixa em carboidratos é 2 - 3 vezes mais rápido do que com a dieta de baixo teor de gordura. Quando você se livrar de carburador, você também tende a eliminar a água em excesso do corpo. Quando você eliminar os hidratos de carbono, você automaticamente baixa os níveis de insulina e o rim começa a eliminar o excesso de sódio que adiciona peso ao corpo. Derramamento de peso pode ser visto em logo na primeira semana de estado de cetose.

Benefício #03: Perder gordura abdominal rapidamente

Uma grande parte da gordura no corpo é armazenada na cavidade abdominal, e isso é chamado de gordura visceral. Esta gordura visceral também tende a apresentar sobre os órgãos e a circulação sanguínea. Pior, causa resistência à insulina, inflamação e disfunção metabólica mesmo que leva a ganho de peso. Com uma dieta baixa em carboidratos, gorduras viscerais são perdidas. Isso também ajuda a reduzir os riscos de desenvolver Diabetes tipo 2 e problemas cardíacos.

Benefício #04: Adeus triglicerídeos e Olá HDL

Quando seu médico lhe disser que seu nível de triglicéridos tende a spike acima, significa que você tem um elevado nível de moléculas de gordura em sua corrente sanguínea. Isso também aumenta os riscos de doença cardíaca. Estas moléculas de gordura tendem a aumentar quando você consome muitos hidratos de carbono, particularmente frutose. A dieta cetogênica é eficaz em reduzir o nível de triglicérides e, portanto, mantém seu coração de riscos de contrair doenças.

HDL, por outro lado, é também referido como o tipo bom de colesterol. Para manter seu alto nível de HDL e o LDL (mau colesterol) baixo, mudanças na dieta são essenciais. HDL principalmente conduz o colesterol longe de seu corpo, enviando-lhes para o fígado, onde eles são processados ou excretados do sistema. Altos níveis de HDL são sinônimos de melhor saúde do coração.

Benefício #05: Baixa para baixo os níveis de insulina e açúcar no sangue

Os diabéticos sofrem de altamente nível de açúcar no sangue, provocado pela excessivos açúcares simples que entram na corrente sanguínea. Quando o nível de sangue aumenta, o nível de insulina também aumenta. Para pessoas com um nível normal de açúcar no sangue, seu corpo é mais sensível quando a insulina começa a normalizá-lo novamente. No entanto, para pessoas com diabetes, eles tendem a tornar-se resistente à insulina. Isto significa que o açúcar no sangue não responde para o aumento do nível de insulina. Isso pode prejudicar o corpo a longo prazo. A melhor maneira de reduzir o nível de açúcar no sangue está reduzindo drasticamente a ingestão de carboidratos. Isso é possível com a dieta cetogênica. Renomado pesquisador cetogênica e professor de medicina Dr. Eric Westman tratou vários diabéticos com a abordagem cetogênica. Parte do seu processo de tratamento é reduzir a dose de insulina por até 50% no dia 01. Em um dos seus estudos, cerca de 95% dos diabéticos de tipo 2 envolvidos em seu estudo conseguiu reduzir ou eliminar completamente o uso de seu medicamento para baixar glicose em apenas 6 meses.

A síndrome metabólica refere-se a condição médica que engloba outras doenças tais como pressão arterial elevada ou hipertensão, baixos níveis GDL, alto nível de triglicérides, obesidade abdominal, eleva o nível FBS e diabetes. Todos estes podem ser melhorados por comer uma dieta baixa em carboidratos.

Benefício #07: Dieta baixa em carboidratos – pode ser usada como uma forma de terapia para distúrbios cerebrais

Afinal não é toda sobre o metabolismo. Uma grande parte do cérebro também pode queimar cetonas – além de glicose. Isso acontece quando uma pessoa toma muito pouco carboidratos ou durante a fome. Eis porque Ketogenic é usado para tratar a epilepsia, especialmente para aqueles indivíduos que não respondem bem à medicação anti-convulsivante. Em um estudo, mais metade das crianças envolvidas na pesquisa que receberam dieta cetogênica experimentaram uma redução maciça das apreensões. Por volta das 16% dessas crianças também conseguiu tornar-se livre de apreensão. Actualmente, a dieta cetogênica é também ser usado para estudar seu efeito sobre a doença de Parkinson e a doença de Alzheimer.

Tudo bem, você sabe o princípio por trás Ketogenic e seus benefícios à saúde enorme. Então, o que se segue? Conheça os alimentos que você precisa comer e você precisa remover da sua lista de compras. Cabeça para a próxima página e ser informado.

Capítulo 15: O Keto dieta - o que comer e o que vala

A chave para uma dieta cetogênica bem sucedido é ser capaz de dominar o que você pode comer e o que você precisa dizer 'adeus'. Além das limitações na ingestão de carboidratos, você precisa automaticamente se livrar de todos os alimentos e qualquer alimento que contém corantes, conservantes e aromatizantes artificiais. Também o que você precisa entender é que a dieta cetogênica é apenas sobre a perda de peso, mas também adotar um estilo de vida melhor e muito mais saudável a longo prazo.

Os alimentos que você pode comer livremente e moderadamente

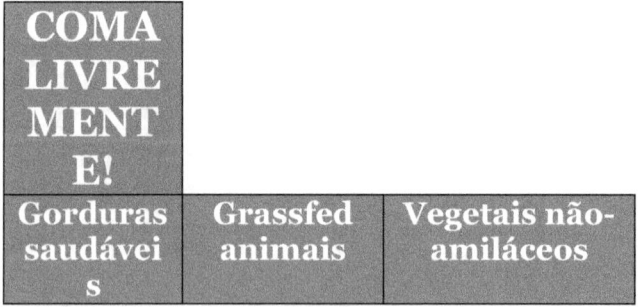

COMA LIVRE MENT E!		
Gorduras saudávei s	Grassfed animais	Vegetais não-amiláceos

• Monoinsaturadas (azeite de oliva, macadâmia, abacate) • Saturada (gordura de ganso, pato gordura, manteiga, óleo de coco, banha, manteiga clarificada) • Poliinsaturados ômega 3 (frutos do mar e peixes gordos)	• Alimentados com capim miudezas (carnes de órgãos como o fígado e intestinos • alimentados com capim -carne (por exemplo, carne de vaca, cabra, carne de veado e cordeiro), • selvagens capturados peixes e	• talo de aipo, pepino, abobrinha aspargos, brotos de bambu • folhas verdes (por exemplo, acelga, alface, radicchio, bok choy, espinafre, acelga, cebolinha) • vegetais crucíferos como couve, couve-rábano, rabanetes

	frutos do mar • pastoreava carne de porco e de aves de capoeira, ovos pastavam, ghee, gelatina e manteiga	
COMA COM MODERAÇÃO!		
Cogumelos, frutas e vegetais	Fontes de animais alimentados com grãos além de leite gordo	Condimentos

• certos vegetais crucíferos (repolho couve-flor, branco e verde, couve de Bruxelas, couve, brócolis, erva-doce, nabos) • vegetais do	• carne, aves, ovos • produtos lácteos (iogurte natural gordo, queijo cottage, creme, creme de leite, queijo) – Observe que produtos rotulados de "baixo teor de	• adoçantes artificiais • produtos de tomate como ketchup e colar • espessantes como goma xantana e araruta em pó • cacau, cacau em pó e em pó de alfarroba, chocolate escuro • cuidado de gomas de mascar sem açúcar e hortelã - alguns deles têm carboidratos

mar de castanhas de água, açúcar snap ervilhas, quiabo, brotos de feijão, feijão de cera, globo ou alcachofras francês, • berinjela de pim	gordura são geralmente embalados com amido e açúcar • bacon, mas sem muita conservantes ou nitratos	

entos, tomate, • alguns vegetais de raiz • Coco, ruibarbo azeitonas		

Nozes e sementes	Food with Average Carbohydrates	Fermented soy products
• macadâmia • cânhamo sementes, nozes, linhaça, amêndoas, nozes, avelãs, sementes de gergelim, pinhões, sementes de	• vegetais de raiz (raiz de aipo, cenoura, beterraba, • salsinha e doce batata) • pistache e porcas de caju, castanhas • melancia,	• se comido, só não OGM e fermentados (Natto, Tempeh, molho de soja ou coco paleo-amigável

abóbora, sementes de girassol, • castanha do Brasil que são baixos em selênio	melão melões, melão e Galia	aminos) os produtos da soja • Edamame (soja verde), soja preta - in natura

ALERTA DE BANDEIRA VERMELHA! Principais alimentos a evitar

Agora, que você tem uma ideia sobre quais alimentos você pode comer, também é igualmente

1. **todos os grãos** – mesmo aqueles considerados como 'toda' refeição ou bons carboidratos. Estes incluem aveia, cevada, arroz, cevada, trigo, bulgur, amaranto e grãos germinados. Batatas cozidas e quinoa também devem ser evitados. Comida que é feita a partir de grãos também deve ser evitados completamente (por exemplo, pizza, biscoitos, macarrão e pão). Açúcares e outras formas de doces também fazem parte da lista de vala. Diga adeus aos sorvetes, pudins, refrigerantes, açúcar de mesa e xaropes.

2. **refinadas, gorduras.** – Embora a chave para alcançar a cetose é por consumir muitas gorduras, saídas refinadas automaticamente não estão incluídas. Exemplos destes são a semente de uva, transfat, algodão, canola, girassol, óleo de milho e soja.

3. **alimentos** – estas cobrem todos os alimentos contendo MSG como produtos de alimento de proteína de soro de leite. Carragenina, glúten de trigo e sulfitos também devem ser evitados.

4. **fábrica criação de peixe e carne de porco.** -Estes produtos contêm n níveis elevados de ácidos graxos ômega 6, que são altamente inflamatórios. Peixes que são a fábrica de criação também são ricos em PCB.

5. **artificiais adoçantes.** – Esses adoçantes que contêm a sucralose, aspartame e sacarina inflamar os desejos.

6. **leite (exceto leite cru e gordo).** – Esses produtos lácteos não contêm as bactérias boas mais, mas podem ter certos hormônios dependendo da fonte. Além disso, o leite tende a ser mais difícil de digerir. Para dieta cetogênica, pode ser tomada apenas uma pequena quantidade de leite gordo.

7. **tropicais frutas.** -Frutas como abacaxi, mamão e manga são considerados frutos do elevado-carburador. Evite as uvas e tangerinas, também. Embora o suco de frutas frescas é embalado com vitaminas e minerais, você precisa evitá-lo também como contém uma enorme quantidade de água açucarada. Podem ser comidas algumas datas secas e passas.

8. **os alimentos que são rotulados 'calorias zero', 'baixo teor de gordura', ou 'low carb'** – um bom exemplo disso é a dieta refrigerantes e bebidas. Estas bebidas contêm adoçantes artificiais e ainda podem ser elevadas em hidratos de carbono.

9. **doces bebidas alcoólicas** como vinho doce, com sabor de cerveja, coquetéis, etc. também devem ser evitados em todos os tempos. Isto não é negociável.

10. **soy produtos**, **produtos** à base de glúten de trigo e produtos embalados inBPA-alinhado recipientes não são bons para a saúde e são recomendados para serem descartados quando a seguir a dieta cetogênica.

Uma verificação rápida sobre as regras de bebidas

Sabendo o que comer é uma coisa, e saber o que beber é outra. Água, conforme o esperado, pode ser tomada a qualquer momento. Você também pode beber café preto ou café com leite de coco ou creme livremente. Também não há nenhuma restrição em tomar chás de ervas ou pretos. Por outro lado, vinho vermelho/branco seco só pode ser tomado uma pequena quantidade. Você pode levá-lo quando você já é 'manutenção' sua ideia do peso. No entanto, se você está ainda no processo de promover a perda de peso, é melhor evitar estes vinhos completamente. Você também precisa evitar sucos de frutas, refrigerantes, leite de soja, leite, vinho doce, com sabor de cerveja, cocktails completamente.

A questão agora é – como você faz se você só comer uma quantidade mínima de carboidratos para chegar à fase de cetose? Bem, você também deve ser equipado com o conhecimento do teor de hidratos de carbono dos alimentos comuns. É hora de virar a página agora!

Capítulo 16: Conhecimento de carboidratos líquidos para iniciantes

Se você é novo a dieta cetogênica, convém familiarizar-se com os hidratos de carbono líquidos em cada tipo de alimento que você consome normalmente. Certamente pode ser um pouco difícil de memorizar todas estas, mas terá o jeito dele assim que você começa a se tornar mais consciente do que você come.

Carboidratos líquidos de legumes

Fonte de alimento	Tamanho das porções	Hidratos de carbono líquidos em gramas
espargos	150 g	2.7
Bok choy, fatiado	1 xícara	0.8
brócolis, picado	150 g	6.1
repolho (vermelho)	150 g	7.9
repolho	150 g	5

(branco)		
couve-flor	150 g	4.5
talo de aipo	3 médio	1.6
couve, fatiado	1 xícara	0.8
pepino	150 g	2.2
berinjela (berinjela)	150 g	3.5
alho	1 cravo	0.9
feijão verde	150 g	6.4
Kale (encaracolado)	150 g	5.4
Kale (italiano escuro-folha)	150 g	2.1
alface (fatiado, média)	1 xícara	0.5
cogumelos, marrons	150 g	5.6
cogumelos, brancos	150 g	3.4
cebola, branca (fatiado)	¼ de xícara	2.2

pimentos (verde)	1 parte-120 g	3.5
pimentos (vermelho)	1 parte-120 g	4.7
abobrinha (abobrinha)	150 g	3.2
acelga, fatiada	1 xícara	0.8
tomate, picado	1 xícara	4.8
abóbora (abóbora)	150 g	9

Carboidratos líquidos de produtos de origem Animal

Fonte de alimento	Tamanho das porções	Hidratos de carbono líquidos em gramas
Manteiga	1 colher de sopa	0
Queijo (duro)	30 g	0.4
creme (gordo)	¼ de xícara	1.6
creme de queijo	¼ de xícara	1.6

(gordo)		
Ovos	1 pedaço (grande)	0.7
carne e peixe	150 g	0
carnes de órgãos, fígados (média)	150 g	3
Camarões (cozidos)	150 g	1.4

Carboidratos líquidos de nozes e sementes

Fonte de alimento	Tamanho das porções	Hidratos de carbono líquidos em gramas
Amêndoas	30 g	2.7
porcas de caju	30 g	7.6
sementes de Chia	1 colher de sopa	0.4

avelãs	30 g	2
nozes de macadâmia	30 g	1.5
Pecans	30 g	1.2
pistache	30 g	4.9
sementes de abóbora	30 g	1.3
sementes de girassol	30 g	3.2
Tahine	1 colher de sopa	1.8
Nozes	30 g	2

Carboidratos líquidos de frutas

Fonte de alimento	Tamanho das porções	Hidratos de carbono líquidos em gramas
Abacate	1 pedaço de 200g	3.7
amoras silvestres	½ xícara	3.1
mirtilos	½ xícara	8.9
framboesas	½ xícara	3.3

morangos	½ xícara	4,7

NET Carbs de condimentos e acompanhamentos

Fonte de alimento	Tamanho das porções	Hidratos de carbono líquidos em gramas
farinha de amêndoa	¼ de xícara	2.2
leite de amêndoa (sem açúcar)	¼ de xícara	0.3
vinagre de maçã	1 colher de sopa	0.1
aminoácidos de coco	1 colher de sopa	1
farinha de coco	¼ de xícara	3.2
leite de coco	¼ de xícara	1.6
leite de coco (creme)	¼ de xícara	2.7
chocolate amargo	30 g	5.7

(85%)		
Eritritol	1 colher de sopa	0.5
farinha de linhaça	¼ de xícara	0.6
Mostarda	1 colher de sopa	0.7
Azeitonas	30 g	0.2
psillium hush em pó	¼ de xícara	1.4
chucrute	¼ de xícara	0.5
Espíritos	1 coqueteleira	0
Stevia (gotas)	¼ colher de chá de	< 0.1
purê de tomate	1 colher de sopa	5.7
vinho (seco, vermelho)	1 vidro	6
vinho (branco, seco)	1 vidro	6

Então, agora você tem uma ideia de quanto carboidratos de cada alimento tem, você pode começar a elaborar seu próprio plano de refeição. Para ajudá-lo, você pode conferir os capítulos sucedendo onde receitas cetogênica são apresentadas para sua conveniência e orientação. Pronto para tomar o mergulho? Suas receitas de café da manhã são apenas uma aleta da página fora! Divirta-se!

Capítulo 17 fantástico pequeno-almoço cetogênica ideias

Sobrecarga de Smoothies de Ketogeneic

Receita #01: Smoothie de manteiga de amendoim

Pegue seu 1 colher com sabor chocolate-proteína em pó, 2 colheres de sopa de amendoim de baixa em hidratos de carbono, 1/3 xícara de creme de leite e um copo de água. Misture durante 20 segundos. Aproveite este delicioso tratamento de manhã com apenas 5 gramas de carboidratos líquidos.

Receita #2: Caseiras Keto Frappucino

Para os amantes do café, este é para você. Mistura uma xícara de café frio, 1 colher de chá de baunilha extrato, 1/3 xícara creme de leite. Se você preferir para torná-lo um pouco mais doce, adicionar um par de colher de sopa de xarope de caramelo – certifique-se que é livre de açúcar. Comece seu dia com este cetogênica copo-de-joe com apenas 5 gramas de carb.

Receita #3: Morango mais sábio refrescante Smoothie

Adicione 1 xícara de leite de coco sem açúcar, 2 colheres de sopa de creme de leite, 1 folha de sálvia e 5 médias orgânica morango no liquidificador. Misture juntos durante 20 segundos. Adicione uma colher de sopa de açúcar de baunilha a gosto. Não precisa se preocupar sobre sua ingestão de carboidratos como este só tem 5 carboidratos líquidos no total.

Combinação de hortelã-pimenta receita #4 e espinafre

Aqui está outra receita de suco refrescante com apenas 5 carboidratos líquidos. Mistura uma xícara pf amêndoa ou leite de caju (sem açúcar), 1 colher de pó de proteína de soro de leite com sabor de chocolate, um punhado de espinafre e extrato de hortelã ¼ colher de chá. Não se esqueça de incluir 4 pedaços de cubos de gelo. Mistura de distância!

Receita #5: Coco cremoso Smoothie de morango

Misture o leite de coco 1 copo sem açúcar, 5 pedaços de morangos orgânicos congelados grandes, 4 colheres de sopa de creme e por último, 2 colheres de sopa de xarope de açúcar de sua escolha (por exemplo, baunilha, amêndoa, etc). Comece o seu dia com esta bebida 5 carb líquido!

Receita #6: Ovo e creme batido

Para experimentar este delicioso smoothie com apenas 3 gramas de carboidratos líquidos, prepare 2 grandes ovos crus. ¼ xícara de creme de leite, 2 colher de sopa de creme de queijo, 3 gelo cubos e 1 colher de sopa de xarope de açúcar. Misturar todos os ingredientes:. Beba imediatamente e aproveite!

Receita # 7: Smoothie de morango cremoso fácil

Misturar 3 colheres de sopa de creme, 5 morangos orgânicos, 1 colher de sopa de baunilha sem açúcar ou xarope de amêndoa. Este pequeno-almoço cetogênica 3-ingrediente tem apenas 5 carboidratos líquidos.

Receita #8: Salgados caramelo e caju cremoso Smoothie

Yay! Uma bebida que tem apenas 1 carb líquido. Mistura leite de amêndoa de caju/1 copo sem açúcar, 1 xícara sem açúcar leite de caju, 1-2 colheres de sopa de calda de caramelo salgada (certifique-se de que é isento de açúcar) e 5 cubos de gelo. Adicione uma pitada de tempero torta de abóbora para fazer um pouco de calor. Sirva imediatamente.

Desejo de laranja? Experimente esta receita e consumir apenas 5 carboidratos líquidos. Mistura fora 1 xícara de leite de caju, 1 colher de pó de proteína de soro de leite com sabor de chocolate, um punhado de espinafre, cubos de gelo de 3 e 1/8 colher de chá de extrato de laranja!

Misturar um copo frio 5 cubos de gelo de cerca de 6, 1/3 xícara creme de leite, 1-2 colheres de sopa xarope de açúcar e café. Top com chantilly pesadas baixas em hidratos de carbono. Esta bebida tem apenas 5 carboidratos líquidos.

Café da manhã para os Champs cetogênica

- manteiga de semente de girassol ½ xícara
- ¼ xícara corações de cânhamo

Coco • 1 xícara ralada sem açúcar

- ¼ de xícara de leite de coco

- 1-2 colheres de sopa cacau em pó
- ¼ colher de chá de sal
- ½ xícara sementes de chia
- ¼ de xícara de açúcar-livre de xarope de bordo
- ¼ de xícara de água

1. para fazer a manteiga de sol, coloque as sementes de girassol em um processador de alimentos e o processo de longe por alguns segundos. Adicione corações de cânhamo, coco ralado, cacau em pó, um pouco de sal e processo de apenas 3 segundos.

2. Adicione o chia sementes, coco leite, xarope (ou estévia), água e processo por cerca de 7-8 segundos. Deixe este sentar-se por cerca de 15 minutos.

3. enquanto isso, pré-aqueça o forno a 275 F. Divide a mistura na metade. Cada metade irá preencher uma bandeja. Até mesmo a mistura para fora. Certifique-se de que você forrar o tabuleiro com papel vegetal para evitar a degola. A massa deve ser de cerca de ¼ cm-

pensar. Você pode optar por usar um rolo antes de colocar a massa na bandeja.

4. Asse por 15 minutos. Uma vez esfrie, corte-o em uma pequena praça.

5. sirva com iogurte gordo ou leite de coco e top fora com bagas.

Receita # 12: Fácil e alegre 5-ingrediente Cookie

Ingredientes:

• 1 ¼ xícaras manteiga de sol sem açúcar

• 1 ovo grande

Desviar de Copa • ⅓

• 1 colher de chá bicarbonato de sódio)

• 2-3 colher de chá de baunilha em pó

Passos:

• Pré-aqueça o forno a 320F. Misture todos os ingredientes:. Certifique-se que eles são bem combinados.

• Usando a mão, criar algumas pequenas bolas de massa de biscoito. Coloque-os em uma assadeira antiaderente.

• Asse por 12 minutos. Depois de cozido, deixe-os descansar por 30 minutos para esfriar. Desfrute. Esta receita faz 10 cookies.

Receita # 13: Bolinho de ovo uma receita de Cup

Ingredientes::

• Ovos grandes (cerca de 6 peças)
• Raspada Turquia (livre de nitrato, cerca de 6 fatias)
• Pimenta vermelha (3 colheres de sopa)
• Luz de queijo mussarela
• 1/3 xícara de espinafre
• 2 colheres de sopa de cebola finamente picada
• Sal e pimenta a gosto

Passos:

1. Unte a lata/bandeja do queque com spray de óleo de oliva
2. Cubra as fatias de peru para os copos do queque para criar uma xícara maior
3. quebrar os ovos e adicioná-los para a Copa da Turquia

4. Coloque a cebola, pimenta, espinafre e queijo

5. Adicione uma pitada de sal e pimenta e 1 pedaço de folha básico

6. Asse por 10-15 minutos no forno

Receita #14: Tomate seco e queijo pistache

Ingredientes::

• 1 pacote de 4 onças de queijo de cabra de tomate seco
• 1/2 xícara de casca pistache
• Sal e pimenta a gosto

Passos:

• Corte sua cabra queijo em 7 fatias. Bolas de formulário com seu hand.s
• Esmagar os pistácios e adicionar um pouco de sal.

• Enrole suas bolas de queijo para o pistache para cobri-los completamente. Divirta-se!
• Divirta-se!

Receita # 15: Ovos mexidos cetogênica

• 3 ovos grandes
• 1 colher de sopa de manteiga sem sal
• Sal grosso e pimenta moída

Passos:

• Use um garfo para bata os três ovos em uma tigela.
• Derreta a manteiga na frigideira antiaderente média em fogo baixo. Despeje os ovos.
• Usando uma espátula flexível resistente ao calor, gentilmente puxe os ovos para o centro da panela e deixar as peças líquidas sair sob o perímetro. Cozinhe, continuamente movendo-se os ovos com a espátula, até que situam-se os ovos, 1 1/2 a 3 minutos.
• Adicionar uma pitada de pimenta fresca e sal. Divirta-se!

Receita #16: Sanduíche cetogênica Monte Cristo

Ingredientes:

• 6 Keto cremes panquecas de queijo

- 4 fatias de presunto
- 4 fatias de peru
- 2 copos ralado queijo suíço
- Low-carb / xarope de açúcar

Monte o sanduíche por empilhamento a panqueca, presunto, queijo, outra panqueca, Turquia, outra panqueca. Regue com a calda antes de servir. Divirta-se!

Receita #17: creme de queijo com panqueca de abóbora manteiga

Ingredientes: para a abóbora manteiga

- 1/2 colher de sopa abóbora de 100%
- 3 colheres de sopa de manteiga
- 16/1 colher de chá de stevia no raw

Ingredientes: para a panqueca

- 2oz creme de queijo
- 2 colheres de sopa farinha de coco
- 2 ovos
- Uma pitada de tempero torta de abóbora

1. faça a abóbora manteiga pela mistura de manteiga e a abóbora. Microondas por intervalos de pelo menos 10 segundos. Adicione a estévia.

2. Crie as panquecas. Misture os ingredientes restantes: até ficar homogêneo.

3. Cozinhe a panqueca na frigideira anti-aderente untada com manteiga sem sal. Cozinhe cada lado por cerca de 30 segundos ou até levemente marrom.

4. sirva com abóbora manteiga. Divirta-se!

Receita #18: Trilha Mix cereais cetogênica

Ingredientes:

• 1/2 chávena de cereais de keto

• 1 grande morango orgânico

• Coco ralado

• 8 pedaços assado cacau chocolate escuro amêndoas

• Sem açúcar leite de coco e amêndoa

1. pré-aqueça o forno a 350 graus. Coloque o coco ralado em uma panela untada. Leve ao forno por 5 minutos.

2. embaralhe os flocos ao redor para uniformemente cozinhá-los.

3. Retire os flocos.

4. polvilhe levemente com canela.

5. Coloque-o em uma caneca ou uma tigela. Adicione o leite de coco e amêndoa, morango, amêndoas torradas. Desfrute.

Receita #19: panquecas de requeijão

Ingredientes::

- 2 oz creme de queijo
- 1 colher de sopa farinha de coco
- 2 ovos grandes
- ½ colher de chá de canela
- 1/2 a 1 pacote de estévia

Passos:

1. Misture todos os ingredientes: até obter uma massa lisa.

2. aquece uma frigideira anti-aderente com manteiga sem sal em fogo médio. Você também pode usar o óleo de coco.

3. Despeje a massa na panela. Cozinhe por cerca de 40 segundos de cada lado.

4. Cubra com calda de açúcar. Você pode adicionar 1 colher de chá de manteiga, também.

Receita #20: Weave de Bacon

Isto é perfeito para o café da manhã, almoço ou jantar! Você vai precisar muito de bacon aqui.

Passos:

1. pré-aqueça o forno a 400F. Pegue um pacote de bacon e corte as tiras transversalmente.

2. Unte uma bandeja de cozimento. Tecer as tiras de toucinho. O tamanho varia de acordo com sua preferência. Cozinhe a 400 graus por 20 minutos.

3. utilizando uma espátula, retire o toucinho de tecido. Revistá-los um pouco a tigela de papel e deixe para cozinhar por 5-10 minutos.

4. você pode agora criar algo usando seu tecido bacon.

Capítulo 18: Delicioso almoço cetogênica ideias

Hash de couve-flor temperado Cajun receita #21

Ingredientes:

- 2 colheres de sopa de azeite ou ghee
- 1lb cozido no vapor e picado couve-flor
- 1/2 cebola
- 2 colheres de sopa picada alho
- 1 colher de chá de tempero cajun
- 1/2 pimentão
- 8oz raspada pastrami vermelho

Passos:

1. Refogue ' seu cebola picada em ghee ou azeite por cinco minutos em fogo médio. Em seguida, adicione o alho e refogue por mais dois minutos.

2. Adicione a couve-flor picado e cozido no vapor e adicioná-lo à panela e cozinhe por cerca de 10 minutos até que esteja levemente marrom. Adicione o tempero cajun. Misture bem.

3. Adicione a pimenta verde e pastrami picado.

4. Misture e cozinhe por mais 5 minutos. Transfira para uma tigela. Cubra-a com um ovo ensolarado-lado-para cima e polvilhe com mais tempero cajun.

Receita #22: Sanduíche de carne assada

Ingredientes:

- 4oz de rosbife

- alface

- mostarda

- Queijo Gouda

Passo:

Monte o sanduíche. Você pode adicionar algumas gotas de stevia ou xarope de açúcar para o sabor adicionado.

Receita #23: Hambúrgueres de manteiga incrível

Ingredientes:

- 1 lb 80% carne

- 1 colher de sopa picada alho

- costela de chão 1lb

- 1 colher de sopa de banha ou ghee

- 1/2 tablete de manteiga cortada em 8 fatias

- 1 colher de sopa de tempero
- 2 colheres de sopa de maionese simples (caseiro ou loja comprada)
- 1 cebola amarela grande

Passos:

1. Misture a carne e a carne juntos em uma tigela. Adicione o alho, maionese simples, sua escolha de condimento e misture bem. Formar em 8 rissóis com as mãos.

2. criar bolsos pequenos e enchê-los com manteiga e cubra novamente.

3. Adicione 2 colheres de sopa de ghee para uma panela. Adicione seus rissóis sua frigideira em fogo médio-baixo. Cozinhe cada lado por cerca de 10 minutos.

4. despejar em algumas cebolas picadas ao cozinhar os hambúrgueres.

5. Cubra os hambúrgueres com queijo e deixe derreter. Você também pode adicionar maionese por cima.

Receita #24: Pizza de grão-grátis cetogênica Mascarpon brócolis

Ingredientes:

- 1 colher de sopa do azeite de alho

- 1/3 xícara cozido no vapor e picado brócolis
- 1 xícara de queijo de pizza
- 1/4 xícara de queijo de mascarpone
- 1 xícara de queijo mussarela
- 1 colher de sopa de creme
- 1 colher de chá picada alho
- 2 colheres de sopa de ghee
- 1/8 colher de chá limão pimenta tempero
- 2 pitadas de sal

Queijo de asiago • raspada a gosto

Passos:

1. Adicione o azeite de oliva para uma panela em fogo médio. Em seguida, adicione a mistura de queijo de pizza para formar um círculo.

2. despejar a mussarela por cima, criando um círculo. Cozinhe-os por 4 minutos até que eles criam uma crosta. Deslize a crosta e deixe arrefecer.

3. Adicione o creme de leite, alho, limão, banha ou ghee e queijo na frigideira quente. Cozinhe por 5 minutos. Coloque metade dessa mistura sobre a crosta.

4. Adicione o brócolis ao restante mistura e cozinhe por mais 1 minutos.

5. Adicione a esta mistura para a pizza. Cubra com queijo asiago.

#25 de receita: Salada de Zoodle et Bleu de Bacon

Ingredientes:

- 1/3 xícara queijo grosso
- 4 xícaras de macarrão de abobrinha
- 1 xícara espinafre fresco
- 1/3 xícara desintegrada Roquefort
- 1/2 xícara desintegrada bacon

Passos:

Escalde o macarrão de abobrinha e o espinafre. Inteligência superior desintegrado bacon. Jogue em cima do desintegrado queijo azul grossa bleu. Divirta-se!

Receita #26: Doce de morango e Zoodle balsâmico picante

Ingredientes: para a salada:

- 1 copo macarrão de abobrinha
- 1piece morango grande

- 1 colher de sopa queijo de cabra com ervas

- 1 colher de sopa de pistache

- 4 morangos

- 2 colheres de sopa abacate óleo

- 2 colheres de sopa vinagre balsâmico de qualidade

- 1/2 colher de chá picada alho

- Sal e pimenta a gosto

1. mexer a salada ingredientes: juntos em uma tigela.

2. Misture o ingredientes do molho: juntos até ficar cremoso, de consistência.

3. Misture o molho à salada. Desfrute.

Receita #27: Salada

Ingredientes: para a salada:

- 100 gramas de presunto
- 30 gramas de queijo azul
- 30 gramas de queijo azul
- 4 tomates-cereja
- 2 ovos cozidos
- 2 xícaras de alface picado
- ½ abacate em cubos
- 2 fatias de bacon de peru

Ingredientes: para o molho:

- 1 colheres de sopa de azeite
- 1 colher de chá de suco de limão
- 1 colher de sopa de vinagre de maçã
- 1 colher de chá de mostarda de Dijon
- Sal e pimenta a gosto

Passos:

1. Cozinhe o presunto numa frigideira pulverizado com óleo. Corte o ovo. Coloque-os em uma tigela juntamente com todos os ingredientes restantes: da salada.

2. Misture todos os ingredientes: para a salada. Bata bem. Adicione sal e pimenta a gosto.

3. Misture todos os ingredientes:. Desfrute.

Receita #28: Salada de frango suculento Peri-Peri

Ingredientes::

- 2 xícaras de espinafre

- Abacate

- Peito de frango

- Baixa de sódio Bacon (1 peça)

- 1 colher de sopa de molho de Peri Peri

Passos:

1. Cozinhe o pedaço de bacon em uma panela até ficar crocante. Prepare o peito de frango. Corte em fatias pequenas do tamanho da

mordida. Cozinhe o frango na gordura de bacon restantes na panela durante 6 minutos.

2. cortar o abacate, pique o bacon e rasgar o espinafre. Coloque-os em uma tigela grande.

3. Adicione o frango e o molho de Peri Peri.

Receita #29: Ginger abelha

Ingredientes::

- 4 oz filés Mignon, cortado em tiras

- 1 cebola pequena em cubos

- 1 dente de alho picado

- 2 tomates em cubos pequenos

- 1 colher de chá terreno gengibre

- 4 colheres de sopa de vinagre de maçã

- 1 colher de sopa de azeite

Passos:

1. brown o bife em uma frigideira. Em seguida, adicione a cebola, alho e tomates quando o bife é queimado por todos os lados.

2. em uma tigela, misture o gengibre e o vinagre. Adicione sal e pimenta a gosto. Despeje a mistura na frigideira, mexendo para combinar.

3. cobrir a frigideira, vire o calor para baixo. Let é ferver sob o líquido evapora.

Receita #30: Morango balsâmico cetogênica Zoodle salada

Ingredientes: para a salada:

• 1 copo macarrão de abobrinha

• 1 fatiada de morango

• 1 colher de sopa queijo de cabra com ervas que é desintegrado

• 1 colher de sopa de pistache

Ingredientes: para o molho:

• 4 morangos

• 2 colheres de sopa vinagre balsâmico de qualidade

• 2 colheres de sopa abacate óleo

• 1/2 colher de chá picada alho

- 1/8 colher de chá de sal

- 1/8 colher de chá fresco rachado pimenta

1. mexer a salada ingredientes: juntos em uma tigela.

2. Bata o ingredientes do molho: juntos até ficar cremoso, de consistência.

3. Misture o molho à salada. Desfrute.

Receita # 31:100 % Cheddar Pizza crosta

Ingredientes::

- 1lb alimentados com capim-carne

cachorro-quente • 2 carne orgânica não polimerizada

- mistura mediana de 1,5 xícaras 4-queijo

- 1 colher de sopa orgânica mil ilha vestir

- 1,5 chávenas de cheddar ralado

- 1/4 colher de sopa de páprica

- 1/4 colher de chá de sal

- 1/4 colher de chá de pimenta

- 1/4 colher de chá alho em pó

- 1 xícara de alface

- 2 colheres de sopa amarela cebolas

- 1/4 colher de chá antigo Bay

- 2 colheres de sopa picado pepino

- 1/2 xícara de queijo americano

- Mostarda Dijon q.b.

Passos:

1. em fogo médio em uma frigideira média de vidro com azeite de oliva, adicione 1 xícara queijo mistura uniformemente sobre a frigideira em um círculo e, em seguida, na parte superior, 1 xícara de cheddar. Mesmo eles usando uma espátula. Isto cozinhe por 5 minutos e eles levantem as bordas para remover a crosta do queijo. Reserve e deixe para cozinhar.

2. Adicione um par de colheres de sopa de molho de ilha de mil para a crosta.

3. enquanto isso, cozinhe o hambúrguer até que bronzeou. Adicione os condimentos e 2 colheres de sopa de água. Misture e deixe para ferver em fogo baixo. Adicione os cachorros-quentes picados à mistura. Cozinhe por mais 5 minutos.

4. Coloque a alface picada de l na crosta. Pique a cebola, picles e queijo americano. Reserve-os.

5. sobre a alface, adicione a mistura de carne e espalhe uniformemente. Adicione o picles picados e cebolas.

6. regue com mostarda e ketchup e ainda por cima com mais queijo ralado.

Receita #32: All-mexicano Pizza na crosta de queijo

Ingredientes: para a crosta:

• 1/2 xícara quatro mistura mexicana de queijo

• 3/4 xícara de queijo de cheddar

Ingredientes: para a carne de taco:

- 1/2 lb 85% alimentados com capim-carne

- 1/2 colher de chá defumado páprica

- 1 colher de chá de pimenta em pó

- 1/2 colher de chá de cominho

- 1/2 colher de chá de pimenta

- 1/4 colher de chá alho em pó

- 1/2 colher de chá-de-rosa do Himalaia sal

Ingredientes: para a cobertura:

- Salsa

- Desfiado alface

- Desfiado cheddar queijo

- Dollops de creme de leite

- Guacamole

- Pico de gallo

- Molho de pimenta picante

Passos:

1. prepare a carne do taco, dourar a carne e adicionar todos os ingredientes secos taco:.

Cozinhar tudo por 5 minutos e deixe para esfriar um pouco.

3. prepare a crosta, adicionando 2 colheres de sopa de azeite em uma frigideira.

4. Coloque a mistura mexicana e o cheddar em cima uma vez a frigideira em quente.

5. cozinhe por 5 minutos até uma crosta de queijo é formada. Use uma espátula para elevá-lo.

6. Coloque-o sobre um prato e começar a cobertura com a carne e qualquer cobertura da sua escolha de determinada lista.

7. Aproveite!

Receita #33: Alho abobrinha Aglio e Olio

Ingredientes:

- 2 copos macarrão de abobrinha

- 1 colher de sopa do azeite de alho

- 1 colher de sopa picado pimenta

- 3 colheres de sopa salgada manteiga

- 1 colher de sopa manjericão picado

- 1/4 xícara de queijo parmesão ralado

- 1 colher de sopa picada alho

- 1 colher de chá pimenta vermelha flocos

- 1/4 xícara raspada queijo de Asiago

- Sal e pimenta a gosto.

Passos:

1. Derreta a manteiga, adicione um pouco de azeite e adicione o alho em fogo médio. Adicione a pimenta vermelha e os flocos de pimenta seca e cozinhe por 1 minutos. Jogue o

zoodles e cozinhe por 2 minutos. Desligue o fogo.

2. transferir o zoodles para um prato, jogue os manjericões e cubra com o parmesão. Adicione com queijo Asiago, se desejado.

Receita #34: Salsicha mais Banana pimenta Pizza com baixa calorias

Ingredientes::

• 1,5 xícaras de mussarela

• Picado banana pimentas

• 1 colher de sopa de alho infundido azeite

molho de tomate • 1/3 xícara low-carb

• Queijo parmesão ralado

• Coberturas de sua escolha

• Temperos de pizza/italiano

• 1/4 xícara de queijo de mussarela

• desintegrado salsicha

• Branco cebola

Passos:

1. pré-aqueça seu forno a 500 graus F.

2. Crie uma crosta por cozimento a mussarela em uma frigideira quente untada. Uma vez que começa a chiar, mesmo que para criar a crosta. Cozinhe por aproximadamente 5 minutos. Adicione o molho de tomate, quando as bordas ficam marrons. Cozinhe por mais dois minutos. Deslize-o fora e coloque-o sobre um prato

3. cozinhe por cerca de 3-5 minutos enquanto ele derrete e começa a se tornar escuro em torno das bordas.

4. Coloque o queijo ralado. Adicione a pizza tempero também. Cubra com a salsicha, cebola, pimentas de banana e mussarela antes de a colocar no forno por apenas 2 minutos.

5. deixe descansar antes de o cortar.

6. Aproveite!

Receita #35: Abobrinha de frango e brócolis abobrinha

Ingredientes::

• 10 oz abobrinha (oco)

- 5 oz desfiado espeto frango

- 1 xícara de brócolis

- 2 colheres de sopa manteiga

- 3 onças de queijo

- 1 talo verde cebola

- 2-3 colheres de sopa de creme azedo

- Sal e pimenta a gosto

Passos:

1. pré-aqueça o forno a 400F. Comece a preparar a abobrinha por cortá-los longitudinalmente e escavar a carne para fora. Deixe o shell cerca de 1 polegada de espessura.

2. Derreta aproximadamente 2-3 colher de sopa de manteiga e despeje-os sobre as conchas de abobrinha e adicione sal e pimenta a gosto. Colocá-los acima e cozinhe-os por cerca de 2 minutos.

3. Desfie o frango com um garfo. Corte o brócolis em Minorca. Adicione o creme de leite à mistura. Misture bem e reserve para o recheio.

4. uma vez que a abobrinha já cozinhou, levá-los para fora a muitas vezes e enchê-los com seu recheio de brócolis e frango.

5. Polvilhe-os com uma generosa quantidade de queijo. Colocá-los a voltar ao forno por mais 25 minutos.

6. Decore com cebolinha e cubra com mais uma quantidade generosa de maionese antes de servir.

Receita #36: Atum e abacate picadas

Ingredientes:

• 10 oz conservas de atum

• 1 meio abacate

• farinha de 1/3 xícara de amêndoa

• 1/4 xícara de maionese

• ½ xícara de óleo de coco

• 1/4 xícara de queijo parmesão

• 1/2 colher de chá alho em pó

• 1/4 colher de chá de cebola em pó

• Sal e pimenta a gosto

1. dreno a lata de atum nd Coloque o conteúdo em uma tigela. Adicione o queijo, maionese e os temperos. Misture bem.

2. Adicione o abacate fatiado à mistura. Tenha cuidado para não mash-lo.

3. formar umas bolas usando esta mistura e despejo o em farinha de amêndoa.

4. Aqueça o óleo de coco. Quando está quente o suficiente, adicione as bolas de atum e frite-os. Retire da panela e sirva-os com molho de maionese.

Receita # 37: Caranguejo cetogênica faz um bolo

Ingredientes:

• 1 quilo de carne de caranguejo protuberância jumbo

• 2 finamente picado cebolinha

• 1 ovo grande (de preferência orgânicos)

- 1/4 xícara salsinha

- 1/4 xícara de coentro fresco

- 1 colher de chá tempero de Old Bay

- 1 colher de chá de molho inglês

- 1 colher de chá de suco de limão fresco

- 1/2 colher de chá em pó de mostarda

- 1/2 xícara de maionese caseira

- Uma pitada de sal e pimenta

- 2 colheres de sopa azeite luz

Passos:

1. o lugar escolhido carne de caranguejo em uma tigela. Em seguida, adicione a salsa. Coentro, cebola, suco de limão, mostarda, Old Bay e molho inglês. Dobre a mistura sem quebrar muito a carne de caranguejo.

2. Bata um ovo grande e adicione a maionese. Bata bem. Delicadamente, despeje a mistura de caranguejo. Cobrir o recipiente com o envoltório de cozinha e deixe na geladeira durante a noite.

3. elimine o excesso de líquido. Moldar a mistura em 6 bolos de aproximadamente 3-3.5-polegada de diâmetro. Cubra e leve à geladeira novamente

4. quando estiver pronto para ser cozido, pré-aqueça o forno a 200F.

5. Adicione óleo uma frigideira grande e coloque em fogo médio. Frite o bolinho de Siri sobre 3-4minutos cada lado até levemente marrom. Leve ao forno por mais 10 minutos ou até ficar cozido completamente.

6. Sirva quente

Receita #38: Cetogênica Quiche

Ingredientes:

• 1 receita de massa de torta de Keto

cubos de lombo de porco • 350g

• 6 grandes fatias bacon, novo

• 4 ovos grandes, caipiras ou orgânicos

- 2 dentes de alho, esmagado

- ½ xícara de queijo creme gordo

- 1 xícara de queijo de cheddar,

- 1 cebola roxa média

- fresco picado ¼ de xícara de cebolinha ou cebolinha

- 2 colheres de sopa de ghee ou banha

- pimenta preta recém moída

Passos:

1. prepare a massa de torta de Keto. Asse no forno por 12-15 minutos em 400F.

2. Cozinhe o alho e a cebola com 2 colheres de sopa de ghee por aproximadamente 5 minutos. Adicione o bacon fatiado até crocante e cozinhe por mais 5 minutos. Adicione o lombo de porco e cozinhe até dourar em fogo médio.

3. Misture o creme de queijo e os ovos. Tempere com sal e pimenta. Adicione uma quantidade generosa de queijo cheddar. Adicione a cebolinha picada. Misture bem.

4. Coloque a carne de porco cozido na crosta e despeje na mistura do ovo. Espalhe uniformemente com uma espátula de madeira.

5. cozinhe por 25 minutos. Deixe descansar por 5 minutos antes de servir.

Receita # 39: Sopa de coco tailandês

Ingredientes: para o caldo

• 4 xícaras de caldo de galinha

• 100 gramas bruto selvagem capturado camarão ou carne de coxa de frango cru 100 gramas

• vermelho 30 gramas de cebola, em fatias finas

• 1,5 xícaras gordo leite de coco

• 3 folhas de limão Kaffir (encontradas nos mercados asiáticos) raspas de OR de 1 limão orgânico

• erva-cidreira fresca 1 polegada corta em fatias ou 1 colher de chá secada nardo

- 3 ou 4 pimentas tailandês de secas (ou você pode substituir esta com Jalapeno)

- 1 xícara de coentro fresco

- 1 pedaço de raiz de gengibre fresco

- 1 colher de chá de sal

1 colher de sopa de óleo de coco

- 30 gramas de cogumelos

Passos:

1. Coloque todos os ingredientes: em uma panela e deixe ferver muito levemente a 20 minutos. Evitar a ferver.

2. coe o coentro para fora e coloque a líquido de volta para a panela.

3. leve o caldo para ferver, em seguida, adicione o camarão ou frango. Adicione as anchovas ou o peixe molho. Depois de 5 minutos, adicione os cogumelos e deixe ferver por mais 10 a 12 minutos.

4. Adicione o suco de limão antes de servir.

#40 de receita: Frango e brócolis cozido

• 2 colheres de sopa óleo de coco

• 3 copos frango cozido, desfiado

• 4 xícaras brócolis fresco

• 2 ovos orgânicos

• 8 oz cogumelos fatiados

• 1 cebola branca média

• Sal e pimenta

• 1 xícara de caldo de galinha osso

• gorda 1 chávena de leite de coco

• 1/2 colher de chá noz moscada, opcional

1. pré-aqueça o forno a 350-400F. Unte uma panela caçarola e lado para definir um tempo.

2. vapor os brócolis, mas não cozinhe demais.

3. refogue as cebolas usando óleo de coco e temperar com sal e pimenta. Adicione os cogumelos, frango desfiado e cebola na panela. Despeje o caldo de osso, ovos, leite de coco e a noz-moscada. Adicione uma pitada de sal e pimenta.

4. Coloque a panela no forno e deixe-a arrefecer durante 10 minutos antes de servir.

Capítulo 19:12 delicioso jantar cetogênica

Ingredientes:

- 1 quilo de coxas de frango

- 8 onças de queijo creme gordo

- 1 pode de low-carb cubosTomate

- 1 xícara de caldo de galinha

- 1 cebola pequena, picada

- 1 malagueta

- Suco de 1 limão

- 2 colheres de sopa de coentro, picado (para enfeitar, opcional)

- 1 dente de alho, picado

- 1 colher de chá de sal

- 1 colher de sopa de pimenta

Passos:

1. Misture todos os ingredientes: em um pote de barro. Depois configurá-lo em alta pelo

menos 4 horas. Cozimento lento pode ser feito também. Fazê-lo por 6 a 9 horas.

2. após o cozimento, Desfie o frango com dois garfos.

3. sirva com seus lados favoritos. Incluem uma rodela de limão e uma pitada de queijo cheddar.

Receita #42: Salmão de amêndoa Pesto

Ingredientes:

- 1 colher de sopa de azeite

- 1/4 xícara de amêndoas

- 2 filés de salmão do Atlântico 6 oz

- 1 dente de alho

- 1/2 limão

- 1/2 colher de chá de salsa

- 2 colheres de sopa de manteiga

- 1/2 colher de chá-de-rosa do Himalaia sal

- 1/2 cebola

- 2 punhados de livre

1. comece por preparar o pesto de amêndoa. Coloque os seguintes ingredientes: em um processador de alimentos: azeite, alho e amêndoas. Pulso tempo alguns até obter uma consistência cremosa. Adicione a salsa e o suco de meio limão. Adicione uma pitada de sal a gosto.

2. tempo para preparar o salmão. Filetes de salmão Pat seco. Temporada de ambos os lados com sal e pimenta. Unte a panela com azeite e cozinhe o salmão. Cozinhe cada lado por 4-6 minutos para evitar secar.

3. Adicione a manteiga na frigideira e regue o salmão com ele por alguns minutos. Sirva o salmão sobre uma cama de frisee. Colocar um montão de seu pesto de amêndoa feito recentemente para o topo. Decore com cebolinha.

Receita #43: Bife de flanco Sriracha limão

• filé de 16 onças

- 2 colheres de sopa de azeite
- 1 colher de chá de vinagre
- sal
- pimenta
- 1 limão
- 2 colheres de sopa sriracha

1. Tempere os lados do bife com a generosa quantidade de sal e pimenta. Grelhe por 5 minutos de cada lado para mal passado.

2. Cubra a carne com papel alumínio e deixe descansar por 5 minutos. Enquanto isso, prepare o molho. Basta espremer limão fresco em uma tigela e misture com o vinagre e sriracha. Adicione uma pitada de sal e pimenta. Adicione lentamente o azeite enquanto mexendo.

3. fatia o bife em fatias finas sirva com espargos assados. Sirva com o limão e sriracha molho.

#44 de receita: Sopa cremosa de melancia

Ingredientes:

- ¾ xícara semeado pedaços de melancia
- 2 colheres de sopa creme de leite orgânico
- ¼ xícara de framboesas
- ¼ colher de chá do suco de limão resh

- 1 colher de sopa xarope de baunilha sem açúcar ou adoçante
- ¼ colher de chá picada hortelã fresca
- 1/2 xícara de chantilly fresco creme de leite

Misturar todos os ingredientes: excepto o creme chantilly. Sirva em um prato coberto com creme de leite e um pedaço de hortelã fresca.

Receita #45: Coxas de frango assado

Ingredientes:

- 4 coxas de frango desossado
- 2 abobrinhas
- 1 xícara de rabanete
- 1/2 xícara de cenoura
- 2 colheres de sopa de vinagre balsâmico
- 1-inchginger (picada)
- 1/4 xícara de azeite

Passos:

1. pré-aqueça o forno a 350° F.

2. organizadas as coxas em uma assadeira untada. Coloque os vegetais em fatias ao lado do frango.

3. prepare o molho, mexendo juntos seu gengibre picada, vinagre balsâmico e azeite. Despeje uma quantidade generosa dessa mistura sobre o frango e vegetais. Tempere bem com sal e pimenta. Asse por meia hora. Fazer não overcook isto pode secar o frango. Grelhe por mais 3 minutos.

4. sirva e aprecie!

Receita #46: Lombo de porco mostarda cremoso

Ingredientes:

- 4 lombos de porco 4 oz
- 1/4 xícara de creme
- 1 colher de sopa de mostarda
- 1 colher de sopa-de-rosa do Himalaia sal marinho
- 1 colher de chá de pimenta
- 1 colher de chá de páprica
- 1/2 xícara de caldo de galinha
- 1 colher de chá de tomilho
- 1 colher de chá de vinagre de maçã
- 1 chávena de feijão verde
- Suco de meio limão

1. Tempere o lombo de porco com sal, pimenta, páprica e tomilho.

2. sear seu lombo de porco em fogo alto em ambos os lados por cerca de 2-3 minutos. Deixá-los sentar-se.

3. deglaze sua panela com caldo de galinha e cozinhe em fogo médio. Adicione uma colher de sopa de vinagre de maçã. Despeje the1/4 de xícara de creme de leite, agitando continuamente. Deixe ferver por cerca de 10 minutos.

4. Aperte em seu meio limão e adicione o suco para a mistura. Adicione a mostarda depois. Adicione o lombo de porco à mistura e revesti-los com o molho cremoso. Cobrir por 10 minutos.

5. sirva com feijão verde. Despeje a mistura sobre a carne de porco.

Receita # 47: Spaghetti Squash lasanha

Ingredientes::

• 2 1/2 copos Spaghetti squash (pre-assado por 20 minutos)

• 1lb orgânico grass alimentados com carne moída

• 1 xícara de queijo parmesão ralado

• ovo grande

• 1/2 colher de chá de orégano

- 1/2 colher de chá de manjericão
- 1 colher de chá de pimenta em pó
- dentes de alho picados
- 2 xícaras queijo mussarela de s
- 5 grãos de sal marinho
- grãos de pimenta fresca

molho de macarrão • 3/4 de tamanho médio do pote low-carb

- 2 colheres de chá de flocos de pimenta vermelha

Passos:

1. Asse seu espaguete abóbora no forno por uma hora na 350F deixe descansar 5 minutos depois.

2. Aqueça o molho de macarrão low-carb e deixe ferver por cerca de 10-15 minutos.

3. preparar as almôndegas e frite-os em uma panela grande com ghee ou manteiga.

4. quando as almôndegas são cozidas, adicioná-los para o molho de macarrão.

5. obter o squash assado e cortado em metade. Retire a carne e retire as sementes. Posta de lado.

6. em uma assadeira, faça uma camada de abobrinha, molho de macarrão, queijo mussarela. Fazer 2 camadas dos ingredientes:.

7. Asse por 30 minutos a 350F. Servi com a casca de abóbora. Top com mais queijo.

Receita #47: Fácil Keto asinhas de frango

• 6 asinhas de frango

• 1/2 xícara quente molho

• 2 colheres de sopa de manteiga

• alho em pó

• páprica

• pó de pimenta de Caiena

• Sal e pimenta a gosto

1. cobrir suas asas de frango em fatias finas com molho vermelho. Tempere-os com sal e pimenta. Atirá-los bem. Refrigere as asas de frango revestido para cerca de uma hora ou duas.

2. Ligue o seu frangos no máximo. Esquematize as asas de frango sobre a grelha do forno para que eles tenham espaço suficiente entre eles para a chama alcançar os lados. Cozinhe-os por 8 minutos ou até bem marrom.

3. prepare o molho misturando juntos seu restante molho quente e 2 colheres de sopa de manteiga sem sal e coloque em fogo médio. Você pode adicionar pimenta de Caiena e páprica.

4. uma vez que as asas de frango são cozidas, coloque-os em uma tigela e despeje a mistura de molho quente sobre eles. Passe para revestir uniformemente.

Frango à Kiev receita #48

Ingredientes:

- 2 peitos de frango (6 oz cada)

- 4 colheres de sopa de manteiga

- ¼ xícara de bacon

- 2 dentes de alho

- 1/4 xícara de farinha de coco

- Salsa

- 1 talos de cebola verde

- estragão

- sal, pimenta

- 1 ovo

1. pré-aqueça o forno a 350F. Bata seu frango para fazê-los pensar. Tempere com eles com sal, pimenta, estragão e salsa finamente picada.

2. Adicione 1 colher de sopa de manteiga sem sal, cebola verde e alho picado. Rolar o frango e prenda as extremidades com palitos de dente.

3. Cubra-os em bacon picado. Este será o substituto para a farinha de rosca.

4. draga o seu frango enrolado no coco farinha e ovo batido. Os torresmos você é terceiro revestimento.

5. leve à geladeira pelo menos 1 hora.

6. frite o frango usando óleo de coco por cerca de 5 minutos de cada lado. Transfira para uma assadeira untada e asse-os por 2 minutos.

7. Coloque seu frango na geladeira por cerca de 30 minutos antes de fritá-lo por todos os lados em uma panela bem oleada.

8. sirva com um punhado de rúcula.

#49 de receita: Frango assado de Cajun

Ingredientes:

- 4 peitos de frango pequeno (.5lb cada)

- 2 colheres de sopa de tempero cajun

- 1/2 colher de chá de pimenta de Caiena

- 2 xícaras de creme

- 3 colheres de sopa de manteiga

- Sal e pimenta a gosto

Passos:

1. pound seu peito de frango e temperá-lo com 2 colheres de sopa de tempero cajun.

2. Aqueça um pouco de azeite e adicione o frango para a panela e a tampa. Cozinhe cada

lado por cerca de 5-7 minutos. Deixe descansar por cerca de 10 minutos.

3. tempo para preparar o molho. Aquecer o creme, sal de alho, manteiga, 1 colher de chá de tempero cajun outro e 1/2 colher de chá de pimenta caiena em fogo médio. Você também pode adicionar uma pitada de colorau para calor extra.

4. corte o frango em fatias, na diagonal e coloque em um prato. Regue com o molho cremoso.

5. você pode servir este com espaguete abóbora

Receita #50: Coxas de frango libanês alho

Ingredientes:

- 2 colheres de sopa de ghee ou banha

- 4 coxas de frango

- Azeite de alho

- Orégano.

- Um punhado de cenouras

- Uma cebola branca média

- 2 tomates Roma

- 10 toda dentes de alho

- Suco de 1 limão grande

- Sal e pimenta a gosto

Passos:

1. pré-aqueça o forno a 500 graus.

2. esmalte no fundo de uma panela com cerca de duas colheres de chá de azeite de alho. Adicione as coxas de frango. Você também pode adicionar suas cebolas, cenouras, tomates e alho luvas entre as coxas. Coloque pelo menos dois dentes de alho em cima das coxas.

3. Despeje o suco de limão sobre as coxas e regue mais óleo de alho.

4. regue o ghee ou banha sobre o frango. Polvilhe orégano e adicione sal e pimenta a gosto.

10:05 minutos, coloque a panela no forno para cozinhar por mais 30 minutos.

6. batata frita acima, colocando-os no forno por 5 minutos. Divirta-se!

Receita #51: Sopa de brócolis queijo

- 1/2 branco cebola

- colheres de sopa de manteiga

- 1 xícara de caldo

- 1 xícara de creme

- 12 oz brócolis

- 8 onças de cheddar

- 1/4 colher de chá goma xantana

- sal, pimenta

- 1/2 colher de chá de páprica

1. Inicie o aquecimento de uma panela grande com uma colher de sopa de manteiga. Refogue a cebola e o alho por 5 minutos. Despeje o creme de leite e o caldo de sua escolha (carne

ou frango preferido). Adicione a outra xícara de água. Tempere esta mistura com páprica, sal e pimenta.

2. Adicione os brócolis na mistura e deixe ferver para reduzir o molho por cerca de 25 minutos.

3. depois de 25 minutos de quando o brócolis nos cozidos, adicionar cerca de 8 onças de queijo cheddar. Mexa continuamente para derreter o queijo.

4. uma vez que o queijo derreteu-se totalmente, desligue o fogo. Coloque todo o conteúdo para um liquidificador e pulse afastado. Você pode usar um liquidificador à mão também. Enquanto mistura, adicione about1/4 colher de chá de goma xantana. Isto também fará sua sopa espessa.

5. sirva com mais queijo por cima.

#52 de receita: Sopa de lagosta

Ingredientes:

• 24 oz pedaços de lagosta

• 4 dentes de alho

- 1 xícara de creme
- 1/2 cebola vermelha
- caldo de marisco 1 quart
- 2 cenouras
- ½ xícara salsa.
- 4 talos de aipo
- 1/2 xícara de tomate de low-carb
- branco 2 copos de vinho
- 1 colher de sopa azeite de oliva (não é extra virgem)
- 1 oz conhaque
- 3 folhas de louro
- 1 colher de sopa de sal
- 1 colher de chá de tomilho
- 1 colher de chá de pimenta
- 1 colher de chá de páprica
- 1 colher de sopa fresco suco de limão
- Um punhado de salsa picada finamente
- 1 colher de chá de tomilho

• 1 colher de chá goma xantana

1. pique os legumes (alho, cebola, aipo e cenouras). Cozinhe a cebola no azeite em uma panela de sopa. Adicione o alho por cerca de 5 minutos. Deglaze a panela com o vinho branco. Você adicione cenouras e aipo.

2. Adicione o conhaque, pasta de tomate e o caldo. Mexa bem. Agora você pode adicionar suas ervas e especiarias. Deixe a sopa ferver durante uma hora. Uma vez que a sopa tem cozido, retire as folhas de louro.

3. Adicione o creme de leite e deixe ferver novamente. Você pode engrossar a sopa, adicionando uma colher de chá de goma xantham. Continue mexendo a sopa.

4. usando um misturador da mão, pulso a sopa até todos os vegetais tornam-se cremosa textura.

5. Cozinhe a lagosta por sauteing pedaços na manteiga.

6. Coloque sua sopa em sua tigela e adicione os pedaços de lagosta com manteiga.

7. Adicione a salsa, cebolinha e suco de limão por cima.

Capítulo 20: Seis doces e irresistíveis cetogênica sobremesas

Receita #53: Morangos recheados com queijo

Ingredientes::

- 10 morangos pequenos

- 3 oz creme de queijo

- farinha de 1/4 xícara de amêndoa

- 2 colheres de sopa açúcar xarope de baunilha

Passos:

1. Despeje a farinha de amêndoas em um prato. Aqueça o queijo de creme 3 oz usando o microondas por apenas 15 segundos.

2. Adicione a calda à mistura.

3. utilizando uma pipeta, colher as coisas e a mistura dos morangos.

4. Aqueça o creme de queijo no microondas por 15 segundos. Role os morangos sobre a farinha de amêndoa.

5. leve à geladeira por uma hora. Sirva-se.

Receita # 54: manteiga de amendoim e geleia trufas

Ingredientes:

- 1/2 xícara de framboesas

- Copa pedaços de manteiga de amendoim

- xícaras de creme

Passos:

1. Construa uma assadeira e coloque 30 forros de mini bolinho. Pulverizar com óleo de coco.

2. Misture a manteiga de amendoim e creme de leite. Adicione o purê de framboesas para a mistura.

3. utilizando uma pipeta, esprema a mistura fora e colocá-los nos forros queque. Não enche-

los completamente. Deixe cerca de 2cm de espaço.

4. Adicione as framboesas picadas no topo. Congele por uma hora ou durante a noite. Divirta-se!

Receita #55: Sage e salada de frutas de baga de Mascarpone e molho de baunilha

Ingredientes:

- 1 xícara de frutas vermelhas

- 1 colher de sopa de mascarpone

- Picado folhas de sálvia

- 1/2 fava de baunilha

- 1/2 colheres de sopa de creme

Passos:

1. Coloque todas as frutas em um único arco. Adicione a sálvia picada.

2. em outro recipiente, misture o creme de leite, a polpa de uma fava de baunilha e o mascarpone. A mistura no microondas por 10 segundos. Despeje sobre as bagas. Divirta-se!

Receita #56 Keto Choco brownie

Ingredientes::

- 5oz Baker Chocolate

- 1/2 xícara óleo de coco orgânico

- 2 colheres de sopa de ghee ou banha

- 1 xícara de amêndoas farinha

- 1 ovo médias, batido

- 1 colher de sopa de manteiga de amendoim

- 1 xícara de açúcar maple ou xarope de baunilha

Passos:

1. pré-aqueça o forno a 375F. Derreter o chocolate em uma grelha dupla e adicionar o ghee, manteiga de amendoim e o óleo de coco na mistura.

2. uma vez que o chocolate esteja completamente derretido, levar nosso de duplo forno e adicione os ingredientes restantes:. Devagar, dobre-os em.

3. Despeje a massa em um assadeira forrada com papel pergaminho de vidro.

4. Asse por 25 minutos. Retire do forno e deixe arrefecer durante 10 minutos.

5. corte em quadrados pequenos. Leve à geladeira pelo menos 1 hora antes de servir.

Receita # 57: Bebida de Chocolate quente cetogênica

Ingredientes:

• 1 colher de sopa Dagoba Organic 73% cacau Chocodrops

• 1 copo sem açúcar leite de amêndoa de coco

• óleo de coco 1/2 colher de chá

• 1 colher de sopa de creme

Passos:

1. Aqueça o leite de amêndoa de coco em fogo médio. Adicione os pedaços de chocolate até que esteja completamente derretido.

2. Despeje o óleo de coco.

3. transferir em uma caneca.

4. Cubra com o creme de leite antes de servir.

5. Adicione o óleo de coco ou manteiga de karité

6. Despeje em uma caneca e cubra com o creme de leite.

7. Misture e aproveite!

Receita # 58: Keto manteiga-chocolate Fudge Square

Ingredientes::

quadrados de chocolate sem açúcar • 3oz Baker

• 2 colheres de sopa de ghee
• 2 colheres de sopa de manteiga
• 2 colheres de sopa óleo de coco
• 1/3 xícara açúcar xarope de ácer
• 1/3 xícara manteiga de amendoim orgânica
• 1 colher de sopa açúcar xarope de baunilha

Passos:

1. Derreta todos os ingredientes: em uma grelha dupla. Transfira para uma bandeja forrada com papel pergaminho.

2. leve à geladeira durante a noite. Corte em pequenos quadrados.

3. sirva e aprecie!

CAPÍTULO 21: conclusão

Obrigado por baixar este livro.

Espero, sinceramente, que eu era capaz de transmitir uma mensagem muito importante sobre saúde e bem-estar através do conceito e a aplicação da dieta cetogênica.

Lembre-se que cuidar de si mesmo através de uma gestão adequada de peso e dieta é fundamental para alcançar a vida de qualidade.

Obrigado novamente, e espero que você tenha gostado deste livro e todos os outros livros desta série quanto gostei muito de escrevê-lo.

Brinde a vida boa e saudável!

Arnold Yates

ARNOLD YATES

1-Musculação: Como facilmente construir músculos e manter permanentemente em massa: 10 X seus resultados e construir o físico que você deseja.

2-ginástica: guia para exercício corporal completo, construir o seu corpo de sonho em 30 minutos

3-Atkins dieta - perder peso e sentir-se muito bem com dicas e receitas.

4- <u>hipertensão arterial</u>
<u>juções: 40-super alimentos</u>
<u>que naturalmente irão</u>
<u>diminuir a sua pressão</u>
<u>arterial</u>

Só para dizer "Obrigado" para comprar este livro

Eu quero te dar "6 princípios para 6 pack abs" avaliados em US $19,99.

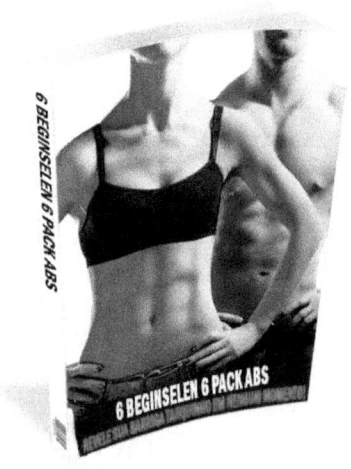

<u>CLIQUE AQUI</u>